T0294701

EL DESPERTAR
DE LA RANITA

Título original: L'ÉVEIL DE LA PETITE GRENOUILLE by Eline Snel

© 2020 by Eline Snel
© Ilustraciones: Marc Boutavant
© Les Arènes, París, 2020

© de la edición en castellano: 2020 by Editorial Kairós, S.A.
www.editorialkairos.com

Créditos fotográficos
p. 79 © Pilin_Petunyia / iStock by Getty Images
p. 106 © M-image / iStock by Getty Images
p. 155 © Diversity Studio / iStock by Getty Images
p. 38, 168 et 178 © Eline Snel
Foto de la autora en la contracubierta © Kee en Kee

© traducción del francés al castellano: Jordi Vidal
Revisión: Alicia Conde

Primera edición: Octubre 2020
ISBN: 978-84-9988-806-4
Depósito legal: B 18.167-2020

Cubierta y diseño gráfico: Quintin Leeds
Fotocomposición: Grafime. 08014 Barcelona
Impresión y encuadernación: Litogama. 08030 Barcelona

Eline Snel

EL DESPERTAR DE LA RANITA

Meditación con los más pequeños

Traducción de Jordi Vidal

Accede a los audios de las meditaciones
mediante enlaces y códigos QR

editorial Kairós

SUMARIO

Preámbulo: ¿por qué este libro? 11

De entrada, unas palabras sobre la educación 15

1. Yo no seré un padre como ese 19

Educar, ¿cómo lo hacéis? 21; Los efectos nocivos
del estrés 22; Los beneficios de la plena consciencia
en los niños 24; ¿Cómo utilizar este libro? 25;
Entrenar el músculo de la atención 27; Elogio de la
paciencia 28; Con la plena consciencia no se puede
fallar 30; Meditar juntos o solos 30

2. Empecemos por el principio 31

Un poco de perspectiva 32; Los hijos aprenden
imitándoos 33; Prestar atención a la respiración 35;
La rana entra en escena 37

3. Lo que cuenta de veras 45

Un apego sólido 45; La atención consciente y
amorosa 46; Aceptación y autenticidad 47; Los
dientes apretados por la tensión 49; Límites y
espacio 50; Semillas de confianza en uno mismo 52;
Todavía unas palabras sobre los límites, el uso de
tabletas y el cerebro de los más pequeños 54

4. Entrar en nuestro mundo interior 59

Estrés matutino a la hora punta 62; Responder en
lugar de reaccionar 63

5. Vuestro cuerpo, vuestro amigo............. 67

La prueba de la escucha: oír el propio cuerpo 69;
Cálmate 71; Piel contra piel 73; La magia del
tacto 77; ¡Es agradable aburrirse con toda la
familia! 83

**6. El momento presente: una necesidad
olvidada**.. 87

Con el valor de una flor 90; El arte de observar 91;
Como icebergs a la deriva en el océano 92; Paciencia
de ángel o estrategias de supervivencia 95; El
gran jefe y el pequeño jefe 97; Abrir en lugar de
rechazar 100

7. Las emociones que sentimos 113

Espacio para las emociones y límites a los
comportamientos 115; El mensaje del NO 116;
El mensaje del SÍ 120; El hilillo de seda 121; El
sufrimiento oculto del niño pequeño 122; Hacer
de socorrista experto 124; Lo que se aprende en la
infancia dura mucho tiempo 125

8. Ser padres no es para cobardes 137

¿Y luego qué más? 139; Cuando sucede lo
imprevisto 141

**9. Cuando el cuerpo quiere dormir, pero la
cabeza no**.. 151

Aprender a dormir como se aprende a montar en
bicicleta 153

10. El jardín de las almas 163

Tenéis menos influencia de la que creéis 164; Los niños son un pueblo aparte 164; La aceptación benévola de la imperfección 166

Agradecimientos 169

Libros inspiradores para los padres 173

La autora 175

Meditaciones para escuchar 179

8 consejos para meditar 181

TABLA DE MEDITACIONES Y ACTIVIDADES

Meditaciones y ejercicios para los niños

El botón de stop 55

Despertar el propio cuerpo con los cuencos pequeños 73

La comida con plena consciencia 107

La casa de los peluches 132

Para dormirse 162

Historias meditativas para los niños

La ranita respira 40

Hay un lugar junto a tu corazón 130

El secreto del Animalito Durmiente 160

Tiempos serenos

El cuarto de hora de oro 44
No hacer nada, ¡dejar hacer! 82
Primeros auxilios en caso de dolor de vientre 128
Se necesita un pueblo entero para educar
a un niño 148

Actividades padres-hijos

El masaje de los más pequeños 80
El arte del tacto 81
El cochecito con plena consciencia 104
¿Qué ves, qué tocas y qué retienes? 111
Un pequeño «tentempié» para todos 134
¡Bailemos! 147

Meditaciones para los padres

Respirar con plena consciencia 43
Hacer una pausa y conectar con uno mismo 53
Gestionar vuestro estrés parental 64
Cuidar del propio cuerpo 77
Respirar para aceptar 102
Ser benévolo consigo mismo y con los demás 146

PREÁMBULO: ¿POR QUÉ ESTE LIBRO?

Mis hijos han sido mis maestros. Hace veintiocho años Anne, mi hija menor, me preguntó un día: «¿Cómo lo haces para dormir?». Esa pregunta despertó mi curiosidad. ¿Qué contestar a eso? ¿Y cómo dar con buenas respuestas a las preguntas que plantean los niños? En la escuela, por ejemplo, la maestra decía sin cesar a Anne que se calmara o se concentrara, pero no le explicaba cómo hacerlo… Esos fueron mis primeros pasos en la búsqueda de soluciones a través de la plena consciencia [mindfulness] y los ejercicios de atención para los niños, porque ya hacía mucho tiempo que practicaba la meditación. Esos ejercicios le hicieron mucho bien a mi hija.

Más adelante, cuando impartía un curso de formación a un grupo de docentes, uno de ellos me dijo: «¡Qué lástima que no aprendiera todo esto en mi niñez!». Y este comentario me llevó a preparar un método de entrenamiento para los niños. Durante unos años, el Ministerio de Educación holandés incluso pagó esta formación a los docentes que la solicitaban.

En 2010 publiqué mi primer libro, *Tranquilos y atentos como una rana*, traducido al castellano en 2013. De una forma sencilla y lúdica, quería ayudar a padres e hijos a familiarizarse con la plena consciencia, simbolizada por una rana. Ese libro les enseña a estar plenamente presentes, con la cabeza, el corazón y el cuerpo. Lo escribí basándome en mi experiencia de treinta años como formadora en meditación y en compasión. Tenía necesidad de satisfacer la curiosidad innata de los niños y su don natural de empatía y compasión, frente a una sociedad cada vez más exigente. El libro tuvo un gran éxito en todo el mundo.

En muchos países y culturas distintos, la rana ayuda a los niños a trabajar el «músculo» de la atención: les explica cómo hacer que sus emociones se vuelvan amigas. También les enseña que no debemos creernos todos nuestros pensamientos y que la amabilidad es semejante a una lluvia suave que riega sin olvidar a nadie. Con la rana, miles de niños y niñas de cinco y más años se ejercitan a diario en sus meditaciones preferidas. No porque les obliguen a hacerlo, sino porque les gusta. Encuentran en ellas la tranquilidad, se sienten seguros en medio de la agitación y las posibles dificultades. La formación en este enfoque, dirigida a los docentes, los psicólogos y los padres (el «método Eline Snel»), se difunde cada vez más en las escuelas, las instituciones de la salud y la práctica privada.

En el transcurso de los numerosos talleres y cursos de formación que imparto, me han preguntado si existía también un libro para los padres de niños pequeños, con consejos sobre el modo de gestionar el estrés de la mañana y el nerviosismo de la noche. ¿Cómo hacer para encontrar paciencia y confianza? ¿Dónde se manifiesta la tristeza dentro del cuerpo y cómo dominar la ira? En nuestra era febril, no es muy evidente que vivamos plenamente aceptando sin reservas que somos imperfectos y fijándonos en las cosas que importan de verdad. Fijar límites al uso de pantallas es difícil para todo el mundo, exactamente igual que la compasión y la benevolencia hacia uno mismo. Es como aprender un idioma nuevo: hay que entrenarse. Y vuestros hijos... es de vosotros que aprenden todo eso.

He aquí, pues, *El despertar de la ranita*, para los padres y los niños de dieciocho meses a cuatro años. Con ejercicios de atención para vosotros y momentos de plena consciencia para toda la familia.

En esta obra, los niños menores de tres años podrán aprender por medio de las historias interactivas, los ejercicios de atención lúdicos y, sobre todo, por vuestro ejemplo, la forma en que comunicáis, vuestra atención y vuestra presencia, por ejemplo cuando quieren algo que no es posible. Las pequeñas meditaciones son ideales a partir de los tres años. Después de los cuatro años, el cerebro de los niños les permite comenzar las meditaciones que figuran en *Tranquilos y atentos como una rana*. Aprenden a nombrar lo que sienten en su interior, lo que les ayuda a aceptar las emociones más difíciles y los pensamientos alocados, y a hacer algo con ellos. Esto refuerza los comportamientos positivos y siembra semillas de confianza en ellas y ellos mismos.

Quizá encontraréis aquí respuestas a muchas de vuestras preguntas, pero no a todas. La vida es demasiado extensa para poder responder a todo, a veces es salvaje e inesperada. Pero siempre podéis empezar por abriros a la riqueza del momento. Al ahora. Esa sonrisa, esa manita dentro de la vuestra y el suspiro de alivio cuando los niños duermen por fin. Con los ojos, no tenéis más que ver de verdad a vuestros hijos, escucharles y comprenderles en su totalidad, en la presencia, animados por la profunda necesidad de actuar de forma íntegra y benévola.

Este libro explica cómo podéis ayudar a vuestras hijas e hijos pequeños a volverse personas adultas atentas, con un espíritu afable, un corazón afectuoso y una visión clara de lo que su mundo interior necesita y de lo que tienen por ofrecer al vasto mundo exterior.

DE ENTRADA, UNAS PALABRAS SOBRE LA EDUCACIÓN

Nos inquietamos mucho por lo que respecta a la educación de nuestros hijos: «¿Lo hago bien?», «¿Reacciono con demasiada severidad o con demasiada benignidad?», «¿Controlo en exceso o soy demasiado laxo/a?»

Probablemente, sois mucho mejores padres y madres de lo que creéis. Sois más fuertes, pero también más vulnerables; más bobalicones, pero asimismo más valientes, y sin duda menos perfectos. Y tomar conciencia de ello puede ser tranquilizador. También podéis aprender a hacer frente al estrés parental: para ello, unos «ejercicios» os pueden ser útiles. Es el objeto de este libro. Porque es imposible guiar a los hijos hacia la edad adulta sin chichones ni arañazos. Todos dependemos de nuestro pasado, de nuestras heridas y nuestros moratones. Normas implícitas, determinados hábitos y tradiciones de nuestra infancia se reactivan a menudo, incluso se amplifican, desde que se funda una familia. No es fácil reconocer que lucháis por el poder con vuestro hijo terco si os han criado a golpes, por ejemplo. Cuando estáis acostumbrados a vuestra libertad y a una alegre ligereza, la llegada de un bebé puede provocar un terremoto en vuestra vida. También se necesita valor para admitir que excluís a veces a vuestra pareja del proceso porque creéis que sabéis mucho más que él o ella.

La plena consciencia no es una cuestión de «bien» o «mal». Se trata de una invitación a sentarse regularmente y a permanecer sentados. A no correr en todos los sentidos para hacer algo que puede hacerse más tarde. A tomarse tiempo para relajar los hombros y que recuperen su posición natural, y a saber respirar…, a inspirar este momento del día…, y a soltar de nuevo… Sentir cómo la respiración se produce despacio dentro del pecho…, del vientre… Dejar que los pensamientos sigan su curso libremente…, sin oponerse a ellos, en algún lugar, y sin inquietarse por lo que vendrá… Se trata de una atención plena a este momento… ¡Plena consciencia!

¿A quién va destinado este libro?

Este es un libro para los padres y madres de niños de un año y medio a cuatro años. Para sus abuelos y abuelas. Para las/los educadores de la primera infancia, en particular para los de parvulario, y para el conjunto de profesionales de la salud.

No es un libro de recetas, ni un manual de educación o una guía de primeros auxilios. Es un libro para:

- Cualquier persona que quiera aprender a tener confianza (porque los demás no siempre saben más).
- Cualquier persona que confíe en los niños, porque al principio son honestos, empáticos, vulnerables y fuertes.
- Cualquier persona que pueda estar muy preocupada, pero que no tiene interés en darlo a conocer siempre.
- Cualquier persona capaz de mirar a los niños sin prejuicios, que se abstenga de colgar etiquetas del tipo: «Ella es el músico de la familia, y él es puntual como un reloj».
- Aquellos que dejan que los niños prueben cosas que pueden salir mal.
- Aquellos que, con atención plena, quieren escuchar a los niños, mirarlos, sentirlos, sin de entrada

tratar de analizar, criticar o estimular lo antes posible, como es la norma en nuestra sociedad.

Con este libro, y en el contexto de nuestra sociedad obcecada por el éxito y la carrera por las medallas, aprenderéis a construir un tope. Un tope contra el estrés, las expectativas excesivas, las decepciones y muchos otros retos que implica la educación infantil. Es también un libro en el que podréis aprender a confiar en vosotros mismos. Y a adquirir la convicción de que queréis dar lo mejor de vosotros a las personas que consideráis más importantes en el mundo: vuestros hijos o hijas.

1

YO NO SERÉ UN PADRE COMO ESE

¿Os habéis topado ya con este tipo de situación en el supermercado? Mientras deambuláis por los pasillos, veis un padre (o madre) que empuja un carrito con su hijo pequeño en el asiento. El niño coge todos los productos que tiene a su alcance y los echa dentro del carrito. El padre coge pacientemente los artículos del carrito y dice: «No, Sam, ahora no necesitamos esto», y vuelve a colocarlos en los estantes, mientras que el pequeño empieza a gritar. El supermercado se pone patas arriba, y vosotros decís: «Yo no seré un padre como ese. Cuando mi hijo patalee, chille o llore para conseguir lo que quiere, lo educaré. Yo me haré cargo».

Hoy yo soy aquel padre. No en el supermercado, sino dentro del coche, en medio de un inmenso aparcamiento casi repleto. Mi hija de dos años, que generalmente suele estar encantada con hacer una escapadita en coche, no quiere ponerse el cinturón de seguridad por nada del mundo. Se agita y grita para liberarse, está roja de rabia. Unas personas que van a buscar su vehículo nos miran con compasión. Me siento impotente. Me percato de que no sé qué se ha de hacer cuando un niño coge una rabieta. ¿Hablarle? ¿Cantarle? ¿Tranquilizarle? ¿Gritarle? Todo es arrastrado por su ira. Empiezo a acalorarme. Querría desaparecer.

Una familia con unos niños tranquilos y muy obedientes se acerca. Tienen el coche justo al lado del mío. El padre echa una ojeada al entrelazamiento de brazos y piernas. Percibo una expresión de superioridad en su mirada. Me da igual cómo nos miren. No quiero que nadie, absolutamente nadie, nos mire. Quiero que mi hija deje de berrear, pero, en vez de eso, da golpes a su alrededor; de repente se me escapa de los brazos y, con un grito de rabia, saca medio cuerpo fuera del coche. Consigo atraparla por una pierna por poco.

Educar, ¿cómo lo hacéis?

Educar, ¿cómo se hace exactamente? ¿Hay que rehuir, gritar, pegar? ¿Cómo calmáis a alguien que quiere provocar la Tercera Guerra Mundial contra vosotros?

Decido sacarla del coche, sujetarla contra mí y, primero, tranquilizarme. Inspiro varias veces un poco más profundamente y empiezo a hablarle bajito. La mezo mientras ando. Hablo de los colores de los coches que hay junto a nosotros…, el azul, el rojo y el blanco…, y allí, otro rojo…, y canturreo su canción preferida… una y otra vez. Ella aún no se da por vencida. Ni mucho menos. Patalea y berrea con renovada energía: «¡Suéltame!» Y entonces…, después de haber pasado cinco veces junto a todos los coches rojos, blancos y azules, la cosa cambia tan repentinamente como empezó. Solloza un momento y posa lentamente sus rizos rubios sobre mi hombro… La tormenta ha amainado…, su ira también… Sin duda no será la última… Pero esto termina siempre pasando. ¡Quizá educar es simplemente esperar! Esperar hasta que la tormenta amaine. Cosa que siempre ocurre al final.

Los efectos nocivos del estrés

Conocemos y experimentamos a diario las nefastas consecuencias del estrés en nosotros mismos y en nuestras familias. Hay demasiadas obligaciones. Cada vez más a menudo pasamos demasiado tiempo al teléfono, estamos nerviosos, dormimos mal y nos sentimos crónicamente cansados. La cabeza nos hierve y rara vez hay una página en blanco en nuestra agenda. Nunca antes tantos adultos y niños y niñas se han sentido «quemados».

Ahora que toda clase de estudios científicos han demostrado los efectos perjudiciales del estrés sobre los adultos y sobre los jóvenes cerebros en desarrollo, la actitud de plena consciencia se está poniendo de actualidad. Gracias a la plena consciencia, os podéis dar a vosotros mismos lo mejor. Y se sabe que los hijos se vuelven más felices si tienen unas madres y unos padres serenos y descansados.

¿QUÉ ES EXACTAMENTE LA PLENA CONSCIENCIA?

La plena consciencia (mindfulness en inglés) es simplemente estar presente en lo que ocurre ahora, con una actitud abierta y benévola. Estar presente aquí, en este instante, sin juzgar, sin rechazar lo que pasa, aunque sea desagradable, sin dejarse llevar por la agitación y las distracciones. No *pensar* en lo que ocurre ahora, sino *estar* en el aquí y ahora.

La práctica de la plena consciencia empieza con... un tiempo de parada. Con un detener nuestra huida perpetua hacia delante. Dejar de inquietarse por todo y por cualquier cosa. Así, poco a poco, la agitación en nuestra cabeza y en nuestro cuerpo se calma. Y nos damos cuenta de que respiramos.

Tomar conciencia de nuestra respiración es el núcleo de la meditación. El aliento nos lleva al instante presente, a esta respiración. También nos ayuda a percatarnos de cuándo nos alejamos, distraídos por sonidos, pensamientos sobre el futuro y reflexiones sobre el pasado.

La plena consciencia nos enseña a estar presentes en nuestro mundo interior y a reaccionar de un modo menos automático al estrés o a cualquier otra situación difícil.

Los beneficios de la plena consciencia en los niños

Muchos estudios han demostrado que la plena consciencia tiene una influencia positiva sobre partes importantes del cerebro para favorecer:

- La resiliencia.
- El control de los impulsos.
- La regulación de las emociones.
- La capacidad de cambiar de perspectiva sobre las cosas.

La plena consciencia refuerza la confianza en sí mismo por el descubrimiento de soluciones creativas frente a lo que antes parecían grandes problemas. Sostiene y estimula nuestra propensión natural a la dulzura, a la relación, a la amistad y al comportamiento social positivo. Existen cada vez más pruebas científicas de que todo esto se refuerza precisamente entre los más pequeños. Su sistema nervioso inmaduro y su cerebro joven son mucho más sensibles a los efectos negativos del estrés que los nuestros.

La plena consciencia en la educación empieza siempre por vosotros, padres y madres. Siendo vosotros mismos en la plena consciencia, dais indirectamente al niño la posibilidad de sensibilizarse y avenirse a lo que hay más profundo, mejor y único en sí mismo. De manera que el pequeño puede desarrollar estas cualidades, a su propio ritmo, en una esfera de apertura y amabilidad. Los niños se inician en la plena consciencia imitándoos.

El segundo recurso de aprendizaje pasa por el rápido desarrollo del lenguaje. No se trata de ejercicios de meditación, sino de pequeñas historias. A esta edad, es importante poder jugar libremente y tener pequeñas conversaciones sobre lo que sentimos y lo que pensamos en uno u otro momento. Los niños no necesitan hacer un curso para aprender a andar. Miran cómo lo hacéis vosotros y os imitan de forma espontánea. No hay mejor preparación a la plena consciencia en la enseñanza y en la vida fuera de la escuela.

¿Cómo utilizar este libro?

Este libro se acompaña de un código QR con meditaciones, ejercicios e historias que también os podéis descargar.

Para los progenitores: hay meditaciones para cada momento. Las he realizado especialmente para vosotros. Los textos son sencillos y acogedores, de suerte que podáis empezar enseguida. Constituyen el núcleo del aprendizaje de la atención y la dulzura.

Para los niños y niñas: he escrito historias, que son mucho más que historias. Son ejercicios para ayudarles:

- A tomar conciencia de la respiración (página 40).
- A ser dulces consigo mismos y con los demás (página 130).
- A dormirse (página 160).

Podéis leer las historias a vuestros hijos vosotros mismos o hacer que escuchen los audios.

Para los niños con los padres: he concebido varios ejercicios de plena consciencia que podéis hacer con vuestras hijas e hijos o toda la familia junta.

Cada capítulo presenta además algunas ideas para los «momentos de plena consciencia». Esas ideas no requieren tiempo…, tan solo atención. Atención a una cosa a la vez.

Así es como debéis guiaros:

- Las meditaciones cortas destinadas a vosotros se indican con este icono.

- Los ejercicios de atención, con este.

- Las pequeñas historias están en las páginas verdes.
- Podéis reconocer los «momentos de plena consciencia» porque se anunciarán con el título «Tiempo sereno».

La práctica hace al maestro. Lo mismo ocurre con la atención. Entrenándoos regularmente en permanecer atentos al momento presente no solo reforzáis el «músculo» de vuestra atención, sino que comprendéis mejor la riqueza de cada instante. Os podéis liberar más a menudo de estas observaciones automáticas: «¡Para!», «¡No!», «¡No toques eso!». Cuando no os precipitáis para encontrar respuestas en internet o en las secciones de educación de los medios de comunicación, sino que aceptáis como un hecho normal el tener dudas, vuestra confianza en vosotros mismos sale reforzada. La sabiduría se encuentra más a menudo en vuestro interior que en el exterior.

Entrenar el músculo de la atención

Al final de esta obra hay un código QR a través del cual os podéis descargar las meditaciones. Os enseñan a pulsar el botón de stop para tomaros el tiempo de prestar atención a lo que ocurre en vuestro interior.

Ejercitarse en la atención consciente no resulta sencillo. No se rompen fácilmente los hábitos y esquemas. Lo mismo puede decirse de la consciencia. Practicando regularmente los ejercicios, os percatáis mejor de hasta qué punto vuestros pensamientos os llevan a otro lado, y cómo seguís meditando el pasado o inquietándoos por cosas futuras. Los pensamientos no se detienen nunca. Es su naturaleza. Por lo tanto, no sirve de nada intentar que paren. En cambio, podéis dejar de creer todo aquello que os cuentan. Porque… ¡la mayor parte de nuestros pensamientos sencillamente no son verdad!

Elogio de la paciencia

Los ejercicios no van siempre seguidos de un resultado. Exactamente como cuando se aprende a hablar un idioma nuevo o a tocar un instrumento, se requiere paciencia. Hasta que, de repente, se hacen perceptibles pequeños cambios de comportamiento. Y entonces lo observáis también en el comportamiento de vuestros hijos. Una oruga no se transforma en mariposa en un día.

La sabiduría
se encuentra
más a menudo
en vuestro
interior que
en el exterior.

Con la plena consciencia no se puede fallar

La plena consciencia no es una cuestión de éxito o fracaso. Es una forma de vivir, una forma de ser. Es querer estar presente en la pura felicidad, en las noches en vela, en las risas locas, en las cosas baladíes y en los momentos preciosos. Es también reconocer cuándo el vaso está lleno, que vuestra paciencia se halla al límite y que estaríais dispuestos a deshaceros de vuestros hijos. No debéis avergonzaros ni sentiros culpables por ello. Basta con observar y con reconocer lo que vivís.

Meditar juntos o solos

Ambas cosas son posibles. A los pequeños les gusta mucho estar cerca de vosotros cuando meditáis. En vuestro regazo o en cualquier lugar, dentro del espacio donde meditáis habitualmente. Sienten la calma que emana de vosotros. A partir de los cuatro o cinco años, pueden hacer meditaciones ellos mismos (con la ayuda del libro *Tranquilos y atentos como una rana*). Quizá prefiráis meditar solos. En tal caso, elegid el momento en que sea posible.

2

EMPECEMOS POR EL PRINCIPIO

S i todavía no habéis practicado nunca la plena consciencia y tal vez pensáis «Esto no es para mí» o «¡Ya tengo suficientes cosas que hacer!», entonces empezad sencillamente, como si dierais un paseo sin saber adónde vais. Empezad. Sin expectativas. Unos minutos al día. Simplemente por curiosidad. Esa curiosidad que veis todos los días en vuestro hijo o vuestra hija.

Tomad la iniciativa de observar de vez en cuando vuestro mundo interior. Vuestros pensamientos…, lo que sentís…, vuestro cuerpo… No tenemos costumbre de detenernos para ocuparnos de nosotros mismos. Lo hacemos para los demás: para las emociones, las necesidades y las peticiones de nuestros hijos, de nuestra pareja, de nuestros amigos… Solemos dejar de lado nuestras propias emociones y necesidades. O no confiamos en ellas.

Un poco de perspectiva

Para empezar, solo necesitáis tomar un poco de perspectiva… Sentaros tranquilamente en un sitio donde os guste estar y dejar que el mundo exterior sea lo que es. Sin cerraros a lo que ocurre fuera, podéis abriros a lo que vive en vuestro interior. Abríos y permitíos… una y otra vez… entrar en contacto con alguien que os arriesgáis a olvidar: vosotros mismos.

> *Eva, una joven madre, está sentada en un banco en su habitación, con los ojos cerrados. Las manos, relajadas, descansan sobre las rodillas. No está cansada, sino que medita unos minutos mientras Laura, de dos años, juega en el suelo. Lo hace a menudo, casi todos los días, cuando tiene ocasión. Como ahora.*

Dentro de un momento, será distinto. Ahora
hay ruidos… Está la respiración… Una moto
que pasa. También hay atención… No hace
falta reaccionar. Un dedo se mueve… Suena
el teléfono… Nada de precipitarse… Está la
respiración… El suave movimiento del vientre
y el pecho.
Laura mira un momento a su madre.
Siente la tranquilidad, se levanta despacio,
se encarama al banco y se acurruca contra su
madre. La imita. Ojos cerrados…, manos sobre
el vientre… Respirar juntas… Y entonces…
Laura se duerme por un instante.

Los hijos aprenden imitándoos

Es imitándoos cuando más aprenden vuestros hijos, viendo cómo vivís, cómo jugáis con ellos, cómo les miráis. Escuchando las palabras que utilizáis para señalarles las cosas que no pueden hacer o para las cosas que veis fuera: «¡Mira! Un pájaro, una mariquita, una vaca». Notan si estáis presentes o ausentes. El hecho de estar junto a ellos o en la habitación de al lado no tiene demasiada importancia. Ellos ven y oyen cómo resolvéis conflictos y actúan de la misma forma en sus juegos. La tranquilidad, el sosiego de la voz durante una discusión. Vuestro ejemplo les hace reaccionar como vosotros. No les enseñáis solo

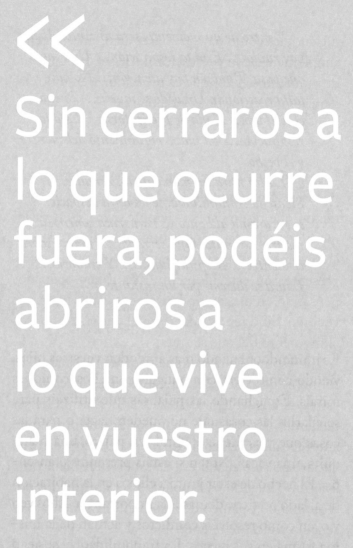

«
Sin cerraros a
lo que ocurre
fuera, podéis
abriros a
lo que vive
en vuestro
interior.

»

diciéndoles cómo hay que hacer algo, sino también, simplemente, con vuestra forma de ser. En multitud de momentos en los que os necesitan, y en todos los demás momentos de la vida diaria.

Prestar atención a la respiración

Los ejercicios de atención consciente comienzan por la respiración. Observando que respiráis. Sintiendo que respiráis. No siempre, pero sí en varios momentos del día. Tan pronto como dirigís vuestra atención a la respiración, mientras respiráis, estáis presentes en este momento. No estáis ocupados pensando en ayer o en situaciones estresantes que vendrán. Sino precisamente en el ahora. Y ahora es el momento del que se trata.

La respiración no cambia nada de la realidad. El fin no es deshacerse, a través de la respiración, del estrés, la angustia, la tristeza o la sensación de ser rechazado. El objetivo es comportarse de otro modo ante la realidad. Es como un mensaje en una carta en vuestro bolsillo cuando ya no sabéis muy bien cómo avanzar o cuando os exponéis a ser abrumados por el drama o el pánico del momento. El mensaje es sencillo y fácil de retener:

• Os sentís inquietos o desesperados: respirad con plena consciencia.

Estáis enfadados, habéis perdido la llave y encima llegáis demasiado tarde: respirad con plena consciencia.

Los niños lo han puesto todo patas arriba y estáis hartos de peleas: respirad con plena consciencia.

Gracias a estos momentos en los que respiráis varias veces conscientemente, salís de vuestra cabeza para entrar en vuestro cuerpo.

Fijarse en la propia respiración es algo singular. Es un instrumento poderoso para conectar con este momento y para sentir lo que está pasando. Tranquilidad…, inquietud… u otra cosa… Respiramos día y noche y nos parece tan normal que rara vez nos detenemos en ello. Pero cuando lo hacemos de verdad, la respiración se convierte en una aliada, una amiga fiel. Una amiga que no resuelve los problemas por vosotros, que no empieza a dar consejos…, sino que es ella misma el buen consejo: «respirad», en momentos en los que estáis contentos, desesperados o sois infelices, y en todos los demás momentos.

La ranita se convierte en la gran amiga de los niños pequeños cuando se les enseña muy pronto que la respiración puede ser muy útil cuando se han caído, cuando están muy enfadados, cuando tienen miedo a los ladrones o simplemente cuando está oscuro.

La rana entra en escena

Una rana os puede enseñar a observar y trabajar la respiración. Esto funciona tanto para vuestro hijo como para vosotros.

Una rana tiene algo que vosotros y yo también poseemos. Está sentada. Respira… Y observa lo que ocurre en su interior y a su alrededor. Eso es todo. Solo reacciona si es necesario. Cuando miráis una rana, veis su vientre subir y bajar despacio. Tiene atención. Atención y respiración. Y a menudo basta con eso para no ser invadido por emociones fuertes como el miedo, la ira, la alegría o la tristeza.

Los niños pequeños aprecian mucho que una rana de peluche o de otro material acompañe las historias y los ejercicios. Le pueden poner un nombre y hablar. Le pueden contar sus propias historias. Una rana de trapo solo cuesta unos euros. Evidentemente, también la podéis confeccionar vosotros mismos.

La atención a la respiración siempre ayuda.

Ayuda tanto a los hijos como a los padres y los abuelos. Es el primer paso para reaccionar con plena consciencia a lo que os parece estresante, difícil o grave.

Sintiendo y viendo cómo reaccionáis a las distintas situaciones que afrontáis, vuestro hijo acabará actuando como vosotros. Una vez más, los niños

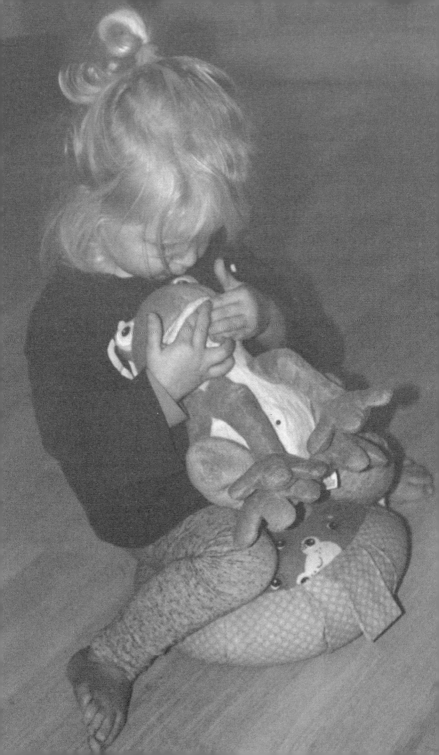

aprenden imitando. Ejercitándoos en la meditación y leyéndoles las pequeñas historias en torno a la rana, os familiarizaréis juntos con esta forma de atención tan particular de la ranita.

LA RANITA RESPIRA

A partir de tres años

En la orilla del lago hay una fiesta, todos los animales se reúnen para celebrar sus cumpleaños.

Puesto que nadie sabe su edad, los animales han decidido que todos tienen tres años.

El número tres es muy bonito, ¿no te parece?

Sobre la mesa hay una gran tarta de castañas con tres velas y tres botes de miel.

Suena una campana y los animales gritan:

–¡Feliz cumpleaños!

Y luego repiten, todos juntos:

–¡Feliz cumpleaños!

¡Arman mucho ruido!

El ratón mira a su alrededor y pregunta:

–¿Están todos?

El zorro, la oruga, el conejo, el erizo, la mariquita y el pájaro repiten a gritos:

–¿Están todos?

Arman tanto ruido que se dicen que
probablemente están todos.

–¡Pues no, no están todos! –dice el ratón–. ¿Dónde está
la ranita?

El zorro mira al conejo, el conejo mira a la oruga, la
oruga mira a la mariquita... Nadie sabe dónde está la
ranita.

–Pero... ¡mirad quién está allí! –dice el ratón.

Miran al otro lado del lago y... ¡anda! La ranita está
allí. El ruido no la altera. No se mueve. Está tranquila.
Muy tranquila. Sus patas están tranquilas, sus nalgas
están tranquilas y su boca no habla...

*¿Tú también puedes sentarte tranquilamente como
una ranita?*

Y entonces... todos los animales se acercan, despacio.
Ven que algo de la ranita se mueve un poco.

–¿Qué es aquello... que se mueve un poco todo el
rato?

–Es mi respiración –dice la ranita–, la respiración
dentro de mi vientre.

La respiración se mueve lentamente dentro del vientre
de la rana. El vientre sube un poco... y baja un poco.

Igual como lo haces tú y como lo hago yo.

Tú también puedes ponerte las manos sobre el vientre..., en el sitio donde notas que el vientre se mueve un poco.

¿Lo notas?

Yo también lo noto.

Lo haces muy bien... Sabes estar tranquilo como una ranita...

Respirar tranquilamente ayuda.

Ayuda cuando te has caído, cuando estás enfadado o un poco triste, o cuando no te apetece nada hacer alguna cosa que tienes que hacer.

La respiración y la ranita son tus amigas.

¿Volvemos a mirar la respiración dentro del vientre de la rana?

–Adiós, ranita... Hasta mañana...

–Adiós [nombre del niño] –dice la ranita–, hasta mañana...

RESPIRAR CON PLENA CONSCIENCIA

En esta meditación os proponemos que estéis atentos a vuestra respiración durante diez minutos. Dirigiendo la atención al movimiento de la respiración, permanecéis simplemente presentes en este momento... Con esta inspiración... y con esta espiración...

Al principio, quizá no logréis mantener la atención más que un breve momento, y entonces se irá de nuevo..., hacia los pensamientos..., los proyectos..., las inquietudes u otras cosas...

Es así como esto sucede habitualmente... Cientos..., miles de veces..., la atención se aleja, pero es normal: es así para todo el mundo.

En los ejercicios de plena consciencia, la cuestión no es no distraerse, sino darse cuenta de que os habéis distraído... Porque, entonces, podéis volver a llevar la atención a vuestra respiración... Otra vez... AHORA... Esto requiere tener valor Y tomar una decisión consciente. La decisión, en vuestra vida quizá demasiado llena de cosas, de tomaros tiempo para deteneros, conscientemente, y sentaros un momento.

Para sentir que respiráis.

Para experimentar que vivís... en este instante.

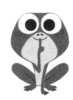

EL CUARTO DE HORA DE ORO

¡Empezad el día con un cuarto de hora de oro! Notaréis sus efectos durante toda la jornada. Despertaos un cuarto de hora antes que vuestros hijos para tener tiempo de tomar conciencia de cómo os sentís: acostados, de pie o andando tranquilamente. ¿Qué observáis al prestar atención a vuestro cuerpo? ¿Hacia dónde van vuestros pensamientos?

Concedeos una «salida suave» inspirando y espirando varias veces tranquilamente y de forma consciente, dejando el cuerpo «en punto muerto» en lugar de abordar la jornada a triple velocidad. Tomaos el tiempo para una corta meditación matutina.

Los rituales nada más levantarse, como este, aportan tranquilidad y regularidad, incluso en las familias más ocupadas. La fuerza de la repetición hace que los momentos cotidianos sencillos, como despertar y levantarse, se vuelvan especiales. Y vuestro hijo se beneficia de ello. Él también aprende a despertarse tranquilamente. Muy pronto, os podréis poner de acuerdo con vuestro hijo para que permanezca tranquilamente acostado hasta que suene el despertador o se encienda una lucecita en su habitación y que, acto seguido, la jornada comience con una caricia matutina.

Y ya sabéis... una vez a la semana, ¡un cuarto de hora de oro es también un ritual!

3

LO QUE
CUENTA
DE VERAS

En definitiva, en la educación, tan solo se trata de algunos temas:
1. El apego.
2. La atención consciente y amorosa.
3. La aceptación y la autenticidad.
4. Límites y espacio a la vez.

Un apego sólido

Cuando venimos al mundo, somos vulnerables y completamente dependientes de nuestros padres o de las personas que nos cuidan. Cuando somos padres, nos sentimos orgullosos y muy contentos, pero también vulnerables. Resulta que en mitad de la noche, cuando nuestra hija no cesa de llorar, tenemos la sensación de estar desbordados. Nos gustaría mucho hacerlo bien.

Y probablemente es lo que hacéis. Anteriormente, no os habéis encontrado nunca en esta tesitura, pero intuitivamente sabéis y sentís lo que es necesario. Es nuevo, pero es también un conocimiento ancestral.

¿Qué es el apego? Se trata de la necesidad humana, profunda y vital de saberse conectado, de sentirse comprendido y amado. La alimentación, el consuelo y el compromiso lleno de amor constituyen una base sólida para desarrollar en el niño unas relaciones duraderas y para aprender a encajar golpes. Es de eso de lo que se trata.

La atención consciente y amorosa

La atención consciente es la capacidad natural que todos los seres humanos tienen de estar verdaderamente presentes. Presentes en las emociones, en los pensamientos y en lo que sentís dentro del corazón. Los ejercicios de plena consciencia cultivan y refuerzan esta capacidad. La atención consciente es como un estabilizador. Podéis compararla con la quilla de un barco que mantiene la nave en equilibrio durante grandes problemas emocionales y que os impide zozobrar a la primera ráfaga de viento. Aprendiendo a observar con atención plena vuestras «condiciones meteorológicas personales», podéis regresar al centro de vuestra propia tranquilidad en caso de pánico, de momento de angustia o de grandes inquietudes. Así podéis escapar del influjo de la tormenta.

En compañía de la atención consciente, vivís la realidad en todas sus facetas. Os asegura la apertura, la vulnerabilidad, la resiliencia y la proximidad. Los niños necesitan aprenderla de vosotros para poder reconocerla en sí mismos. Poniendo palabras a lo que veis, oís y sentís, enseñáis a vuestro hijo a comprenderse y a comprender el mundo que le rodea cada vez mejor. Para la atención consciente, hay que tomar una decisión: la decisión de querer ser consciente. Esto no es evidente en un mundo en el que somos atraídos por distracciones y una corriente continua de informaciones digitales. Pero, aun así, es indispensable. Precisamente ahora.

Aceptación y autenticidad

La aceptación es una actitud interior que consiste en reconocer las cosas tal y como son. Las situaciones,

las emociones, los pensamientos y los comportamientos. Los propios y los de los niños. Sin tratar de
cambiar nada o de manipular. Sin sacar conclusiones
ni rechazar lo que se presenta. Aceptar todos los
momentos en los que los hijos no satisfacen vuestras expectativas, no limpian espontáneamente o…
cuando les gritáis que estén tranquilos. La aceptación pretende reconocer que la vida es a veces muy
perturbadora, que no sois de cemento armado y que
vuestros hijos no son unos santos.

La autenticidad se refiere a vuestra esencia: es
vuestro núcleo. Un diamante en bruto. Todavía se
puede tallar un poco, pero ya está básicamente formado. No llegará a ser muy distinto de como es
ahora. La aceptación no es lo mismo que «encontrar
que todo está bien». Al contrario, ¡se trata de la hon-
da convicción de que no necesitáis tener una idea
o un juicio sobre vuestros sentimientos o los de los
demás! Ejercitarse en la aceptación os da infinitas
posibilidades de vivir plenamente. Con vuestro hijo,
que es tan magníficamente distinto a vosotros. No
os dejéis tentar de querer hacer todo lo que dicen
los demás. Vivid, amad y tened el valor de dejaros
sorprender. La vida es siempre distinta de lo que
imagináis.

*Una madre, cabellos al viento, sostiene
firmemente entre sus brazos a un niño
enrabietado mientras trata de abrirse paso
entre la gente con su otro hijo dentro del
cochecito. El niño le pega en la cara con
el puño mientras que con la otra mano
le tira de los pelos como si fuesen lianas
de una selva tropical y como si, mediante
ellas, pudiera bajar al camino de la libertad.
Quiere andar, correr en todas direcciones.
No le importa adónde. «¡Suéltame!
¡Suéltame!»*

*La madre aprieta los dientes por la tensión,
mira directamente hacia delante. Retira varios
mechones de la mano del pequeño, recoge las
gafas que se le han caído al suelo y pierde un
momento de contacto importante: el contacto con
su propia emoción y la toma de conciencia de su
ira. Se encierra. Sofocada y avergonzada, ya no
sabe qué hacer. Esto la agota. Por supuesto, no es
algo que le pase solo a ella.*

La próxima vez, el niño hará lo mismo o algo peor.
Hasta que haya unas reglas bien marcadas. No demasiadas reglas, pero tampoco demasiado pocas, las

necesarias, no impuestas por el poder, sino procedentes de una autoridad sana…

Los comportamientos «inadecuados» reclaman una aclaración serena. Para eso, no solo debéis apelar a la empatía innata del niño, sino que también tenéis que decir claramente qué es lo que queréis: «Me parece que no está bien pegar, gritar o hacerse daño. Quiero que dejes de hacerlo». Por el hecho de que vuestra actitud, vuestro contacto y el uso que hacéis de la voz concuerdan, vuestro hijo comprende que no hay otra opción. El mensaje es claro y transparente como el agua: «Nuestra relación no funciona así».

Límites y espacio

Los más pequeños no conocen límites. Necesitan reglas y regularidad. Y también mucho espacio para descubrir lo que ya pueden hacer. Necesitan vuestras recomendaciones para no correr por la calle, caerse en un agujero o estar levantados cuando su cuerpo querría dormir, pero su cabeza no. Si se colocan fronteras delante de sus comportamientos indeseables y se les da espacio para experiencias nuevas, aprenden a controlar sus impulsos y sus emociones. Y a no enrabietarse cuando algo va mal.

Todos estamos de acuerdo sobre la utilidad de los límites. También lo estamos sobre el mantenimiento de una serie de reglas y sobre la necesidad de coherencia. Pero esto resulta más difícil de lo que parece. No nos gusta hablar de fracaso y procuramos siempre que podemos evitar las lágrimas y los disgustos. Queremos que nuestros hijos estén contentos y satisfechos. Con preferencia, siempre alegres y fuera de peligro. De hecho, la libertad y la seguridad, el amor incondicional, la posibilidad de jugar fuera, de mancharse (¡excepto el sofá!) son por lo general ingredientes suficientes para crecer de forma equilibrada. Pero para soportar unas exigencias obstinadas, para no ceder enseguida por miedo a mostrarnos demasiado severos y no muy amables, se requiere sabiduría y paciencia. «Por favor, otra peli.» ¿Pensáis que dejarle ver otra peli no puede hacerle ningún daño? Ya de muy pequeños, los niños, contentos con esta victoria, aprenden que llorando e insistiendo cinco o seis veces consiguen lo que quieren.

Unas reglas claras, aplicadas de forma regular pero flexible («Hoy, por una vez, puedes acostarte un poco más tarde porque...»), aportan claridad y tranquilidad a la familia. Un lenguaje claro y la repetición de las instrucciones (la técnica del «disco rallado») dan resultados. Las consecuencias de ciertos comportamientos deben ser transparentes, sin que se requiera un castigo. «Si has derramado la leche, simplemente coge un trapo para secarla.» Lógico, ¿no?

Poner límites y darle espacio para descubrir lo que ya sabe hacer muestra el camino al niño. Sobre todo cuando no tienen una completa autonomía y el «hacerlo solo» todavía no es posible. Es mejor alentar a vuestro hijo, hacerle un cumplido, que hacer las cosas en su lugar. Observad con confianza cómo lucha, con dificultad, para conseguirlo. Cuando por fin lo logra, ¡es fascinante! Así crecen las semillas de la confianza en uno mismo, y gracias a ello no se abandona a la primera dificultad y aprendemos a esforzarnos hasta que las cosas salen bien.

Semillas de confianza en uno mismo

Ziggy, de un año y medio, pasea por el jardín con el cochecito en el que ha instalado su muñeca. No puede salir del jardín. Hay una cerca. Hay también una escalera ancha con dos peldaños. Ziggy puede experimentar lo que ya sabe hacer. Quiere bajar los dos peldaños con el cochecito, pero no sabe cómo hacerlo. Empieza a gritar. Un sonido estridente. Los padres, sentados en el jardín, no van a ayudarla, pero la animan: «Vamos, Ziggy, inténtalo». Un pasito, otro pasito… Agarra el cochecito con fuerza y lo gira. Pone prudentemente un pie sobre el escalón y vuelca el cochecito. La muñeca se cae. Ziggy vuelve a colocarla. La prueba no sale bien. Los padres siguen animándola serenamente: «Vamos, pruébalo, puedes hacerlo». La niña mira otra vez a sus padres con desdén y toma una decisión. Empuña resueltamente el cochecito y lo empuja hacia abajo. Suspira satisfecha. ¡Lo ha conseguido! Se ha sembrado una semilla de confianza en sí misma.

MEDITACIÓN PARA LOS PADRES

HACER UNA PAUSA Y CONECTAR CON UNO MISMO

«Conectar con uno mismo» es un ejercicio para hacer una pausa y aprender a parar. Parar de hacer algo y permanecer atento a lo que ocurre aquí, en este momento. Es un ejercicio de percepción..., un ejercicio para percibir sensaciones, pensamientos..., para percibir la forma en que vuestro cuerpo reacciona aquí y el papel que tiene la respiración... De este modo, podéis tomar conciencia tranquilamente de vuestro estado interior sin olvidaros, ignoraros ni hostilizaros... En cuanto podáis, a lo largo del día, abriros a las sensaciones y a los pensamientos que os acuden, podéis también tomar conciencia de lo

8

que siente vuestro hijo o vuestra hija. Esto os permite elegir..., decidir reaccionar de forma benévola, sin expectativas ni prejuicios. De forma consciente y menos impulsiva...

Todavía unas palabras sobre los límites, el uso de tabletas y el cerebro de los más pequeños

Muchos padres se preguntan cómo regular el uso que los niños hacen de las pantallas. O tienen dificultades cuando su hijo está enganchado a la tableta y parece inconsolable si le impiden jugar con este dispositivo durante un instante. Pero un instante pronto se hace largo. Dejarle demasiado tiempo y sobre todo solo con la tableta acaba por no ser un hecho menor. La utilización excesiva de una pantalla perturba el desarrollo armonioso de los hemisferios cerebrales y favorece sensaciones de aislamiento, de soledad y de falta de relación con aquello que permite a cada ser humano crecer: el contacto, la interacción, los juegos agradables (fuera) y la escucha de cuentos hermosos (con frecuencia los mismos).

Hasta los seis años (y hasta que el niño sepa leer solo), el uso de una tableta no tiene ninguna función educativa. La tableta como distracción es comparable a unas cucharaditas de edulcorante. Y, para un cerebro joven, estos entretenimientos regulares no son una buena alimentación. Esto activa solo una parte del cerebro e implica una dependencia insidiosa de estimulaciones visuales y auditivas. Entonces el cerebro del niño sale en busca de más estimulaciones. El pequeño se vuelve agitado, desarrolla la necesidad de sonidos que recompensan la presión sobre la tecla correcta. No es que no quiera hacer otra cosa, es que difícilmente puede hacer algo diferente si vosotros no pulsáis el botón de stop…

EL BOTÓN DE STOP

A la mayoría de los niños no les gusta que les pidan que interrumpan una actividad que les agrada y que querrían continuar haciendo durante horas: jugar a su juego favorito en el teléfono inteligente, ver películas divertidas en YouTube o simplemente contemplar imágenes que miran sin comprender qué se puede hacer con ellas.

La buena noticia es que todos tenemos un botón de stop. He aquí cómo podéis presentarlo a un niño.

El botón de stop se encuentra en alguna parte de nuestro cuerpo: en medio del pecho, en la cabeza o en el vientre, a veces debajo de la axila o incluso en la espalda. ¿Dónde se encuentra tu botón de stop? En cuanto lo pulsas (y solamente tú puedes hacerlo), se enciende. Y eso significa sencillamente que detienes un instante lo que estás haciendo.

A los niños les gusta mucho que también vosotros tengáis un botón de stop. Por lo tanto, os pueden preguntar si también pulsáis vuestro botón de stop cuando pasáis demasiado rato con el teléfono inteligente, delante del ordenador o simplemente os habéis alejado mucho con el pensamiento.

Dad buen ejemplo y, en casa, apagad más a menudo vuestro teléfono. A partir de los dos años, mirarlo juntos un momento puede ser agradable. Insisto en «juntos». Porque es importante interactuar y hablar sobre lo que ocurre…

¿Dónde tenéis vosotros el botón de stop?

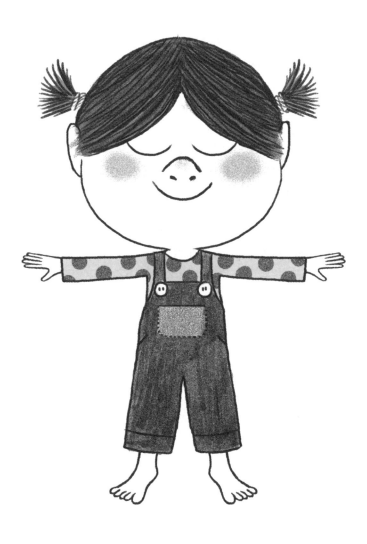

¿Puedes indicar dónde se encuentra el botón de stop en esta niña?
¿Dónde está el tuyo?

LA CANCIÓN DEL «NO QUIERO»

Ahora no quiero parar,
todavía quiero jugar,
solo acabo de empezar.
Si me detengo, ¡me caeré
y, por tanto, perderé!
Me muero de aburrimiento.
Será tan solo un momento.
Si me dejas tu móvil, solo
jugaré un poco y luego pararé y
haremos lo que tú quieras.

4

ENTRAR
EN NUESTRO
MUNDO
INTERIOR

Te veo por vez primera.
Tus ojos me hacen amarte.
No puedo dejar de mirarte,
y te consagro mi alma entera.

*Mi hijo acaba de nacer. Tengo veinticinco años
y el olor a recién nacido perfuma la casa como la
fragancia de una agradable flor exótica. Es mi*

primer hijo y estoy enamorada de repente. Pero estoy muy preocupada porque, desde el primer día, mi amorcito no para de llorar. Como si pensara que yo no sé que está aquí. Estoy cansada, frustrada, y mi inseguridad se acrecienta a lo largo del día, a medida que el ruido va en aumento. Para el mundo exterior, todo parece muy cómodo y agradable. «¡Qué monada!», exclaman todos. «Eres afortunada de tener un bebé tan hermoso.» Pero eso no se corresponde para nada con lo que siento en mi mundo interior. A menudo estoy desesperada por sus lloros incesantes, porque me resulta imposible descansar un momento y porque me digo que no soy una buena madre (si no, ¿por qué llora tanto?).

No vuelvo a poner un pie en el mundo exterior hasta que abro de par en par la puerta de mi mundo interior. Mi interminable cansancio, mis dudas («Todo el mundo puede hacerlo, ¡excepto yo!») y toda clase de temores de joven madre desfilan ante mí en todo su esplendor. Pero también hay reconocimiento. Aceptación y espacio para otra actitud, incluso cuando la situación sigue siendo más o menos la misma.

El mensaje es «no esperes nada». Sé aquí, atenta al balanceo cuando meces, atenta a la *alimentación cuando das de comer, atenta al cambio de pañales cuando cambias al niño. Y deja de luchar contra lo que es habitual, aunque no sea lo que deseas. El consejo de la comadrona es «combarse, como lo hace un arbolito joven azotado por un vendaval».*

Por fin, he podido abrirme a la realidad: un bebé que llora y yo, una madre pálida por el agotamiento, a punto de quedar totalmente exhausta.

Tenía que aceptar que la nube de color rosa seguramente había llegado a casa de otro. Era un trabajo duro. Dormir poco y angustiarse por el tema del amamantamiento. Me sentía más inquieta de lo que nunca había imaginado que podría llegar a estar.

Poco a poco, dejé de querer lo que no era y fui conformándome con lo que era: un bebé que llora, a menudo, hasta sonrojarse de la cabeza a los pies, y que necesita tanto mi atención y mi amor como los bebés de las nubes de color rosa. Volví a enamorarme y pude soportar los llantos poco a poco. Mezo, doy de comer... y lloro de vez en cuando con él. Camino durante horas, con él instalado en el portabebés, hasta que su llanto disminuye... y puede dormir un poco. Descanso, respiración, abandono, dejar ir.

Al final, esto duró nueve meses.

Nuestro mundo interior parece un desván desordenado o un sótano donde se puede hacer desaparecer toda clase de cosas. «Ojos que no ven, corazón que no siente», dicen. O bien: «Ya lo ordenaré otro día». En el transcurso de los ejercicios de plena consciencia, miraremos precisamente qué hay dentro de ese mundo: con dulzura e indulgencia, con una mirada que observa serenamente y con cierta distancia. Como cuando contempláis un ciervo en el lindero del bosque.

Estrés matutino a la hora punta

Aún es temprano. Con dos hijas, la vida no es para nada como con una sola. Tengo la sensación de haber dormido apenas dos horas. Ayer ya era tarde cuando fui a acostarme, tras numerosas tentativas poco fructuosas para hacer dormir a la más pequeña en su cama, procurando no despertar a la mayor. Llena de esperanza, me vuelvo en mi cama. «Mmm… este momento es perfecto, de lo más agradable…» Cuando, de repente, esta sensación es cruelmente interrumpida por el ruido de unos pasitos en la escalera. «No es posible… No…, nunca ha venido tan temprano.» Mientras mantengo los ojos cerrados con inquietud, con la falsa esperanza de que aquellos piececitos encuentren poco a poco el camino de regreso, la puerta de nuestra habitación se abre y mi hija querida se encarama a nuestra cama, con el aire resuelto de una alpinista experta, para alcanzar su cima, para llegar a mí… «¡Estoy despierta!»

Todo se revuelve dentro de mi cuerpo. No quiero esto. No, ahora no. No quiero oír «esto», ni sentirlo, ni experimentarlo. Quiero dormir. Durante días, horas, quizá incluso meses. Sin embargo, no es eso lo que puedo hacer ahora. Siento aumentar dentro de mi pecho el peso de todo lo que no quiero. ¡Y suspiro! Un profundo suspiro maternal… ¿Cómo era aquello del ciervo en el lindero del bosque?

Aceptar…, hacer sitio… a lo que es, efectivamente. Este dulce cuerpo de niña…, este momento, por la mañana temprano. Aceptar y rechazar: ambas cosas suelen estar ahí, al mismo tiempo.

Responder en lugar de reaccionar

En el mundo exterior, muchas cosas giran en torno a la ambición, las apariencias, la comparación, y se cuelgan imágenes en las redes sociales para sugerir: «¡Todo es fantástico en nuestras vidas!». En nuestro mundo interior existe el amor. Soñamos nuestros sueños, nuestros pensamientos pasan de una cosa a otra. Es el mundo de nuestras emociones y de todas nuestras expectativas.

Tan pronto como os abrís a lo que sucede en el maravilloso mundo interior de vuestro espíritu y no reaccionáis de forma impulsiva a lo que os ocurre, descubrís algo de una importancia capital. Aprendéis a conoceros. Hasta el fondo del corazón. ¿Qué sentís? ¿Qué sucede en vuestro interior? Responder a una situación es estar plenamente presentes en vuestros pensamientos, en vuestros sentimientos y en las reacciones que provocan, a fin de obtener un aprendizaje.

Entonces podéis actuar más conscientemente y con mayor compasión. Tomándoos la molestia de reflexionar con regularidad en vez de reaccionar de forma impulsiva, hacéis posible que prosperen el bienestar, la paz interior y el amor por la Tierra y todos los que en ella viven. Quizá la paz del mundo dependa de ello.

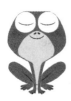

MEDITACIÓN PARA LOS PADRES

GESTIONAR VUESTRO ESTRÉS PARENTAL

9

Las situaciones estresantes forman parte de nuestra vida. Es normal enfadarse, tener miedo, estar triste o avergonzarse. No podéis evitar estas emociones. Pero sí podéis evitar que os dominen (que se mantengan durante mucho tiempo) y conseguir abriros para dejar de experimentar estas sensaciones difíciles.

Todas las emociones, tanto las agradables como las desagradables, constituyen una parte importante de la experiencia humana. No sois los únicos que vivís esto, aunque a veces tengáis esa impresión.

En este ejercicio, aprendéis a sentir vuestras emociones tal como son. Aprendéis a notarlas, a acogerlas, a contactar con ellas y a experimentarlas tal como son. Quizá sea más fácil si empezáis orientando vuestra atención hacia emociones que no son demasiado fuertes...

.

5

VUESTRO CUERPO, VUESTRO AMIGO

«Te quiero, papá», dice Rebecca, de un año y medio, rodeando con sus bracitos regordetes el cuello de su padre. Este, que apenas puede respirar, pero que se siente lleno de amor por su hija, responde: «Te quiero, Rebecca…, muchísimo…», y abre los brazos todo lo que puede. «Mucho más que a todas las estrellas del cielo. Y mucho más que al sol y la luna juntos». Ah, siempre rebosamos amor por nuestros hijos. Desde que nacen, nuestro amor es innegable, indestructible. Pero ¿qué hay del amor por nosotros mismos? ¿Cómo conseguimos, durante los «años de entrega absoluta de la primera infancia» no agotarnos o sentirnos «quemados»? Esta etapa es muy intensa. Los momentos adorables y los momentos difíciles se suceden a una enorme rapidez, y todo, realmente todo, repercute en nuestro cuerpo de forma tangible.

«No recuerdo que mi cuerpo haya estado nunca tan cansado», suspiraba una madre de gemelos durante el curso de paternidad de ocho semanas. «Con dos hijos, ya no puedo relajarme en casa. Y en mi trabajo a tiempo parcial como médico de cabecera, me resulta cada vez más difícil concentrarme. Tengo la impresión de que no hago otra cosa que proveer cuidados, lavar manos y dar cucharadas de puré de verduras. Pero… ¿dónde estoy yo? ¿Dónde encontrar el tiempo y la atención para mí misma para poder aguantar?». Todos los padres y madres se reconocen en estas palabras. Durante un período de dos a tres años, nadie se despierta bien descansado. Estamos bajo presión. ¡La vida es imprevisible! Hasta las vacaciones son intensas.

Dicen otros testimonios. En el momento de la bien merecida salida hacia un lugar soleado y tranquilo, el pequeño vomitó en el asiento trasero del coche. ¡Los guisantes entran en la nariz y ya no salen! O se viven situaciones mucho más peligrosas, como cuando un bebé, que se lo mete todo en la boca, se traga una moneda de un euro. No podéis imaginr todas las cosas que pueden pasar ni evitarlas. Y os sentís agotados. Sobre todo porque es por la noche cuando los pequeños devoradores de energía parecen poner a prueba vuestra capacidad de resistencia y vuestro grado de paciencia. Así, quince adultos parecen incansables cuando hablan de lo muy cansados que se sienten, y solo tienen una pregunta: «¿Cómo puedo descansar?».

La prueba de la escucha: oír el propio cuerpo

Bien, conocemos la respuesta a la pregunta de «¿Cómo puedo descansar?». Necesitamos imperiosamente un botón de pausa. También nos gustaría, de vez en cuando, echarnos en el sofá con una manta mientras los niños se entretienen solos. ¡Querríamos estar tranquilamente sin hacer nada, sin necesidad de ninguna estrategia educativa y sin albergar ningún sentimiento de culpabilidad! Ponernos tapones en los oídos, en lugar de escuchar siempre.

¿Y entonces? Entonces… es el momento de empezar el test de la escucha. No para comprobar vuestra capacidad auditiva, sino para oír lo que dice vuestro cuerpo. Para escuchar las señales de vuestros hombros cansados, de la nuca tensa o de la cabeza confusa, llena de ideas de lo que tendríais que hacer, pero respecto a las cuales ahora mismo no podéis hacer nada.

La mayor parte del tiempo vivimos dentro de nuestra cabeza, de nuestra mente, y no lo suficiente dentro de nuestro cuerpo, y este nos puede decir mucho si lo escuchamos bien y captamos las señales que nos manda. Como un instrumento cuidadosamente adaptado, vuestro cuerpo reacciona a toda una serie de emociones, a la angustia, a la alegría, a la tensión, al cansancio.

Estas señales no están ahí para nada. Nos hablan de nuestra forma de vivir en este momento. Nos hacen notar los propios límites, nuestra necesidad de espacio y de un momento de reposo. Pero no siempre les hacemos caso de un modo adecuado. En su lugar, buscamos ayuda fuera de nosotros. Acudimos al masajista o al fisioterapeuta para los hombros tensos. Tomamos pastillas contra el dolor o la letargia. Sobre esto, tenemos ideas del tipo: «No tengo tiempo de sentarme en el sillón, porque mi adorable hijo se despertará enseguida».

A veces, no reconocemos lo que sentimos: «¿Cansada yo? ¡No, todo va muy bien!». Avanzamos. Somos valientes. Y… tenemos prisa. Así que, para eliminar rápidamente las emociones difíciles, comemos chocolate, vamos a Facebook e Instagram y recorremos los *posts* que dicen: «Mira lo feliz que soy». Pero ni los somníferos, ni las copas de vino, ni mostrarnos exageradamente alegres o refugiarnos en nuestro móvil son cosas que nos ayudan realmente.

La plena consciencia os enseña a parar un momento, a empezar a entrar en contacto con vuestro cuerpo en vez de desatenderlo, os enseña a restablecer la conexión con aquella parte de vosotros mismos que se encuentra dondequiera que vais.

Cálmate

A menudo me oigo gritar a Olivier, cuando cruza la salita a toda velocidad en su bicicleta sin pedales, vuelca una silla y choca contra todo aquello que encuentra a su paso: «¡Cálmate!».

Esto ayuda. A él, no siempre…, ¡pero a mí, sí! Esta frase me ayuda a entender hasta qué punto es necesario pulsar el botón de pausa primero en uno mismo, antes de enseñar a los niños cómo interrumpir lo que están haciendo. Me digo cada vez más a menudo…, amistosamente…, como una invitación…, un mantra…: «Cálmate. Siéntate un instante, toma una taza de té y relaja los hombros. La paz del mundo no corre peligro si paras un momento».

Evidentemente, no lo hago cuando los niños o los muebles corren peligro, sino en muchos otros momentos en los que es posible.

Desde que mantengo contacto regular con mi cuerpo, he aprendido a reconocer sus señales amables. He aprendido a sentirlo, y he dejado de desatenderlo o pensar en él solo cuando hay alguna señal alarmante. Me calmo cada vez más a menudo: cuando me despierto, cuando hago cola en el supermercado… o cuando voy a acostarme.

No siempre es agradable estar en contacto con el propio cuerpo. Incluso puede ser una fuente de tensiones o resultar desagradable. Pero es siempre deseable y beneficioso comprobar regularmente si todo va bien, si todo funciona de la forma correcta. Cuando sabéis esto, podéis cuidar de vosotros mismos, preguntaros qué necesitáis para mantener una buena salud y tan descansados como os sea posible, antes de que se enciendan las lucecitas rojas.

El deporte y el yoga son excelentes para, mediante cierto esfuerzo, relajarse, mantenerse ágil y en forma. Pero, con los ejercicios de plena consciencia, tenéis la posibilidad de soltar las tensiones físicas y restaurar la conexión perdida con el propio cuerpo.

Basta con cerrar los ojos… y abriros a las señales de vuestro cuerpo, visitar aquellos sitios donde las emociones o las tensiones son perceptibles: dentro del pecho, en la región del corazón o en el vientre. Recabar información…, sin cambiar o esperar algo al instante. Calmaos… y todo irá mejor.

DESPERTAR EL PROPIO CUERPO CON LOS CUENCOS PEQUEÑOS

He aquí un ejercicio que podéis hacer con vuestro hijo en cualquier momento del día, sobre todo cuando tenéis la cabeza demasiado llena y cuando no os queda energía. Después de hacerlo volveréis a sentiros en forma. Podéis realizarlo primero solos, mientras vuestro hijo pequeño os mira, y luego podéis preguntarle si está listo para hacerlo con vosotros.

1

Piel contra piel

Si hay un momento en la vida en el que una mujer está totalmente presente en su cuerpo, es durante el parto. Plenamente concentrada y centrada en su propio cuerpo, no puede menos que estar presente del todo.

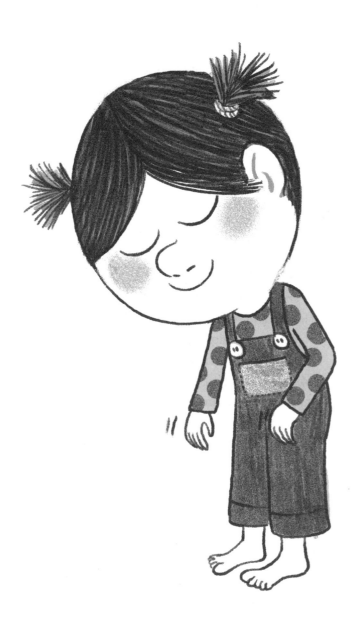

Anochece muy temprano. Las estrellas brillan en el firmamento. Estamos en enero y el tiempo es especialmente frío, cuando suena el teléfono. Es John, el compañero de mi hija. Me pregunta si puedo ir al hospital. La dulce espera ha empezado. A la luz tamizada de la sala de partos, reina una calma profunda. Se siente el vínculo que nos une. Respiramos los tres al unísono. Una y otra vez. Unas fuerzas naturales desconocidas hacen subir y bajar el cuerpo de mi hija. Las pausas respiratorias pasan... Es la hora. No hay «más tarde» ni «entonces», únicamente el presente que lo impregna todo. Los suspiros y las tormentas de dolor arrecian y amainan. Hay marea alta. La última ola te trae hacia mí. Dos ojos claros me miran... No nos habíamos visto nunca antes. Infinitamente dulce y puro. Es el rayo.

    Ven.
    Acércate... aún más.
    Contacto.
    Piel contra piel.
    Piel contra piel.
    Vínculo.

Cálmate.
Siéntate un
instante, toma
una taza de
té y relaja los
hombros. La paz
del mundo no
corre peligro
si paras un
momento.

CUIDAR DEL PROPIO CUERPO

En esta meditación, os podéis conceder tiempo para establecer contacto con vuestro cuerpo, para conectaros con él y aprender a conocerlo. Vivimos principalmente dentro de nuestra cabeza, nuestra mente, no siempre nos fijamos en las señales del cuerpo y las tenemos en cuenta. En esta meditación, os tomáis tiempo para simplemente sentir vuestro cuerpo, sin tener que pensar en él..., sin tener que juzgar o querer experimentar nada más que lo que experimentáis ahora...

10

La magia del tacto

El contacto piel con piel tiene una importancia vital para los niños. Es una necesidad primaria, al igual que comer y dormir. Los pequeños aprenden primero con su cuerpo. Aquello que experimentan físicamente recibiendo mimos o masajes ligeros con los dedos se traduce directamente en sensaciones de seguridad, conexión y confianza. Cuando la piel es tocada, los receptores que contiene mandan una señal al cerebro. Este contacto libera oxitocina, «la hormona del mimo». El tacto entre los niños también es importante. Les enseña, de una forma natural, a interactuar con los propios límites y los de los demás. Desarrollan respeto por sí mismos y por los otros, se sienten mejor consigo mismos. Además de la estimulación de oxitocina, mediante la cual nos sentimos amados, el contacto de la piel reduce la producción de hormonas del estrés. Jugando, haciendo cosquillas y rascando agradablemente la espalda, ponéis una base sólida para la confianza en sí mismo y la relajación. En cada vez más escuelas se presta atención al tacto. Esto es especialmente importante, porque hoy en día los niños pasan mucho más tiempo sentados delante de una tableta o con el móvil de sus padres.

Nunca es demasiado pronto para empezar a practicar el tacto lúdico y lleno de amor. El dulce poder del tacto es curativo, nutritivo, vinculante y calmante.

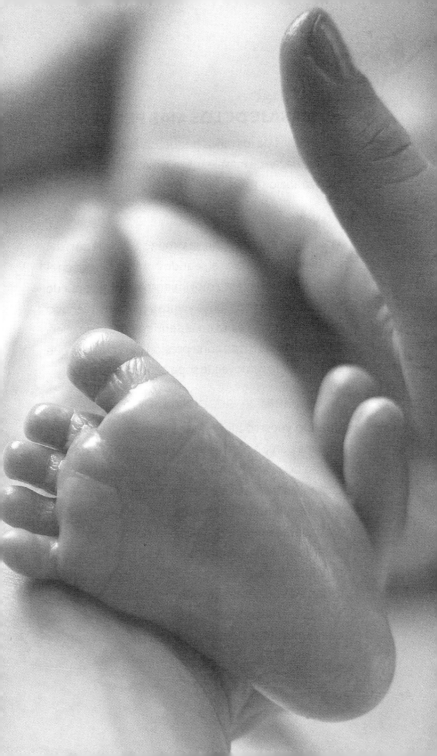

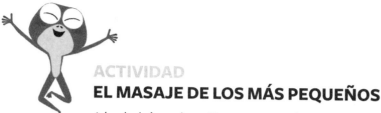

EL MASAJE DE LOS MÁS PEQUEÑOS

A los bebés y a los niños pequeños les gusta mucho que les hagan un masaje suave, acostados boca arriba o boca abajo.

En caso de dolor de vientre o de tensión

Haced un masaje con las manos alrededor del ombligo... Primero en el sentido horario..., luego en el sentido opuesto. Este movimiento natural se puede hacer sobre la ropa, unas veinte veces en el sentido horario y unas treinta en el sentido contrario, ejerciendo con las manos una presión parecida a la que usáis cuando removéis la sopa dentro de una olla.

Cosquillear agradablemente la espalda

Cuando vuestro hijo puede relajarse y descansar, tomaos tiempo para tenderlo sobre el sofá, de costado o boca abajo. Instalaos a su lado para hacerle cosquillas tranquilamente en la espalda y el cuello durante cinco o diez minutos, describiendo círculos grandes y pequeños... Dejad «correr» los dedos por la espalda de abajo arriba. Haced que el contacto de vuestros dedos sea ligero como una mariposa y recorred la espalda sin pensarlo. Haced esto en un ambiente tranquilo, y beneficiaos vosotros mismos de ese momento de calma y del tacto.

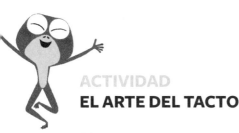

EL ARTE DEL TACTO

Ring

Con niños a los que les cuesta trabajo comer: empezad tirando con delicadeza del lóbulo de la oreja con el pulgar y el índice (como si tiraseis suavemente de una campanilla) diciendo: «Ring... ¿Quién es?». Seguidamente, levantad despacio un párpado con el índice: «La puertecita se abre», después volved a bajarlo diciendo: «La puertecita se cierra». A continuación el índice camina desde los ojos hacia la parte superior de la nariz y luego hacia la punta, mientras decís: «Bajamos las escaleras, nos limpiamos los pies (frotad con el índice varias veces debajo de las fosas nasales) y entonces, con la boca abierta, entramos».

Te llevo a mi madriguera

Coged una manta pequeña o de viaje. Dejad que el niño se envuelva en ella. Tirad de la manta con el pequeño dentro por el suelo diciendo: «Ey, te he atrapado, ¡te llevo a mi madriguera!». También podéis contar vuestra propia historia. Este ejercicio da a los niños la ocasión de poner todas las partes de su cuerpo en contacto con el suelo y sentirlo.

La caminata alocada

A la mayoría de los niños les parece muy divertido imitaros cuando camináis como un elefante o como un monstruo, cuando os deslizáis como un ladrón que nadie puede ver, cuando os balanceáis como un pingüino, saltáis como una rana o hacéis giros inesperados.

Preparar un recorrido en el suelo con bloques alrededor de los cuales pueden circular también tiene siempre éxito. Aprenden a coordinar su cuerpo, a corregir el equilibrio y la actitud y a distinguir entre la motricidad fina y gruesa. Podéis hacerlo en un jardín o dentro de casa.

TIEMPO SERENO
NO HACER NADA, ¡DEJAR HACER!

Cuando sean mayores, vuestros hijos no se acordarán especialmente de la ropa que habéis doblado tan bien, de los vestidos impecables ni de las comidas que habéis cocinado esmeradamente con productos buenos y biológicos. En cambio, sí se acordarán de la convivencia y a veces del caos que reinaba en casa. De los momentos en los que estaban en la cocina mientras vosotros cocinabais. De la mesa que pusieron o quitaron.

no están siempre haciendo algo, y que no procuran siempre ser «los mejores padres». Tal como sois, ya está bien. Abandonad la tendencia a la perfección o al control. Dejad que vuestros hijos jueguen a sus propios juegos y aprovechad esas ocasiones manteniéndoos en un segundo plano.

6

EL MOMENTO PRESENTE: UNA NECESIDAD OLVIDADA

Detenernos un momento y observar con curiosidad nuestro mundo interior y el que nos rodea, como lo hace un niño, maravillados de lo que vemos, oímos, olemos, probamos y experimentamos, es algo que hemos olvidado. Todavía sabemos hacerlo, pero creemos que ya no tenemos tiempo. Hay muchas otras cosas dentro de nuestra cabeza: «Más tarde tengo que hacer esto» o «Hubiera sido mejor que ayer hubiera dicho esto otro…» ¡Planificamos, corremos y preparamos multitud de cosas! Nuestras agendas repletas limitan nuestra visión de lo que realmente tiene valor y sentido.

Esto no parece demasiado grave…, correr de una actividad a otra, sin saber o sentir muy bien dónde estamos. Al fin y al cabo, vivimos en una sociedad digital comparable a una olla a presión. Paseáis por el parque, con el móvil en una mano y la otra mano empujando el cochecito, pasando junto a viejas raíces de árboles que ya estaban allí antes de que vinierais al mundo, pero sin verlas; hay demasiada gente y tenéis que avanzar. Pero entonces unos ojos infantiles os hacen mirar.

—¡Oh! ¡Mira! —dice mi hija de dos años, maravillada, mientras caminamos cogidas de la mano hacia el supermercado—. Un jaro.

Sorprendida, le pregunto:

—¿Qué es lo que ves?

—Un jaro —responde ella con cierta impaciencia—. ¡Allí! —y señala el cielo.

—¡Ah! Ahora yo también lo veo. Un pájaro…

Batiendo las alas tranquilamente, el ave

avanza por el aire con libertad. Nos gustaría
mucho volar como él.

—¿Qué más ves?

—Nubes… ¿Y tú?

Esto se convierte en un juego agradable,
maravillosamente sencillo, de mirar a nuestro
alrededor. De pronto, me suelta la mano, se
sienta en el bordillo y parece completamente
absorta en la contemplación de un objeto en el
suelo. Le grito precipitadamente:

—Ven, cariño, démonos prisa. Cerrarán la
tienda. Ahora no tenemos tiempo—. Pero ella
¡sí! tiene tiempo. Coches y motos pasan a toda
velocidad, pero ella está sentada, mirando.

—Mamá, ven a ver.

Consulto el reloj y siento cómo empiezo a
ponerme nerviosa. Al igual que su hermano, ella
también es testaruda, y sé que no se va a mover
hasta que yo mire la maravilla que hay allí, en
el asfalto junto a la acera. Suspirando, renuncio
a la tienda. Hoy no habrá compras. Mañana
será otro día. Me inclino a su lado. En medio
del asfalto gris, una florecilla ha brotado de una
grieta. Un tallo frágil se mantiene bien erguido,
el capullo todavía un poco cerrado, como si
quisiera decir: «Hay un tiempo para todo, no te
apures, ven a sentarte a mi lado… y… mira».

*Estamos las dos sentadas en el suelo, junto
a la florecilla. Contemplamos esta vida frágil.
Estamos llenas de admiración. Se necesita valor
para ser una flor en medio del asfalto, por donde
circulan cada día miles de personas. La tienda
ha cerrado. Cogidas de la mano, mi hija y yo
volvemos a casa y nos comemos una rebanada de
pan con mantequilla y mermelada.*

Con el valor de una flor

Se necesita valor, el valor de una flor, para permanecer de pie en medio de los problemas grandes y pequeños que acompañan la llegada de un bebé. A partir del momento en que tenéis hijos, vuestra vida cambia por completo. No tengáis miedo de fracasar, pero manteneos sensibles a los detalles, como si tuvierais ojos junto al corazón, de modo que podáis ver que aquello que vuestro hijo espera de vosotros es quizá lo mismo que aquello que tanto os faltó a vosotros en vuestra infancia: ser autónomos, poder tomar vuestras propias decisiones, ser guiados con amor. Tenderse en la hierba, contemplar las nubes. Escuchar los ruidos. Aprender a ser conscientes de las propias emociones y poderse enojar mucho sin ser castigados. Todas las personas tienen una profunda necesidad de ser escuchadas, miradas y sentidas.

No basta con rebanadas de pan con mantequilla y mermelada y la observación de flores para hacer crecer a vuestro hijo. También necesita poder ser él mismo y no satisfacer siempre expectativas difíciles. Es delicioso no ser perfecto, y también no llegar a serlo nunca.

El arte de observar

Los órganos de los sentidos son excelentes para observar. No juzgan, no tienen expectativas. ¡Viven sin censura en el instante presente! Pero a nosotros nos cuesta mantener esta amplitud de espíritu. A la sensación, le añadimos la racionalización: pensamientos, juicios. Juzgamos con frecuencia. Nos gusta mucho tener una opinión de todo.

Muchos de nosotros no logramos llegar a la edad adulta sin heridas. Nos sorprendemos a menudo reaccionando con más cólera, rigidez o decepción de la que querríamos o es necesaria. ¿De dónde vienen estas emociones intensas que nos pueden hacer entrar en pánico cuando nuestro hijo tiene rabietas, se tira al suelo y prefiere dormir en casa de su abuela y no regresar a la suya? ¿Y de dónde viene ese sentimiento mal definido, casi de tristeza, cuando vuestra hija quiere que sea vuestra pareja quien la acueste y se niega a que lo hagáis vosotros? Muchos padres se atormentan y se preguntan: «¿Qué he hecho mal?».

En nuestro inconsciente, junto a los innumerables recuerdos felices de la niñez, se hallan enterradas situaciones que pueden suscitar emociones fuertes de fragilidad, de angustia o de impotencia. Flotan como icebergs en el océano de los afectos infantiles reprimidos y de una carencia inconsciente. Generalmente provocan pocos problemas hasta el día en el que… tenemos hijos.

Como icebergs a la deriva en el océano

A partir del momento en el que nuestros hijos vienen al mundo, ámbitos desconocidos, emociones y necesidades enterradas afloran a la superficie. Al mismo tiempo, se nos plantean preguntas existenciales. Muchos creen que podremos dar respuesta a la mayor parte de ellas. Pero ¿cómo? ¿Cómo enseñar a un niño a tener confianza en sí mismo? ¿Quién puede ayudar a un pequeño que siente mucha angustia y no puede dormir? ¿Qué hacer cuando un niño tiene miedo de los fantasmas de su habitación? ¿Quién os enseñó a «ser libres» respecto a los mayores? ¿Quién os enseñó a saltar en los charcos y a partiros de risa por nada?

Inconscientemente, tomamos decisiones que se parecen mucho a lo que hemos experimentado en el pasado. O bien hacemos justo lo contrario. Muchos padres piensan: «Nosotros lo haremos de forma distinta, nosotros lo haremos mejor que nuestros padres».

En el curso de una formación en plena consciencia para los padres, reflexionamos sobre una serie de preguntas.

«¿Qué es lo que más apreciasteis de vuestros padres durante vuestra juventud? ¿Y qué haríais como ellos?»

Hay un momento de silencio. Los recuerdos surgen poco a poco de las sombras de la memoria. Retenemos más fácilmente las cosas desagradables o traumáticas. «Nuestro cerebro actúa como el velcro sobre las experiencias negativas y como el teflón sobre las positivas, aunque la mayor parte de nuestras experiencias sean neutras o positivas», precisa el neurocientífico Rick Hanson. Ello se debe a un mecanismo de supervivencia primitivo del tronco cerebral. Puesto que los acontecimientos negativos eran más amenazadores, es decir, irreversibles para nuestra supervivencia, se almacenan cuidadosamente en nuestra memoria. De hecho, por eso se considera que se requieren cinco interacciones positivas para compensar los efectos de una sola acción negativa.

Por ello el joven padre que nos cuenta este testimonio necesita algo de tiempo para apelar a sus recuerdos. Entonces cuenta que una vez al año hacía una excursión de fin de semana con su padre. «Nos llevábamos una mochila y una tienda, y por la noche encendíamos una hoguera. No siempre era divertido. A veces caminábamos contra el viento bajo una lluvia fría. Pero mi padre me aseguraba que era capaz de hacerlo. Cuando mis hijos sean un poco mayores, haré lo mismo. Ahora mi padre está enfermo, pero todavía hablamos con frecuencia de nuestras aventuras: las ruedas pinchadas, un toro al lado de la tienda, mirar las estrellas por la noche y formular un deseo al ver una estrella fugaz. Sí, mis padres eran severos, pero para bien. Y… confiaban en mí. Quizá sea eso lo más importante.»

Los buenos recuerdos son importantes. Forjan una línea de conducta dentro del bosque de las opiniones sobre la educación.

Pero también hay otra pregunta:

> *«¿Qué es lo que más echasteis de menos en vuestra infancia? ¿Y qué querríais hacer de forma distinta?»*

Paciencia de ángel o estrategias de supervivencia

Sophie, una madre de tres hijos, alegre, tiene su propia empresa. Es fotógrafa y tiene mucho trabajo. La vida es hermosa, no se queja de nada. Todos en su familia gozan de buena salud y son felices. Hasta que su mejor amiga le pregunta: «Dime, ¿cómo lo haces para tener esa paciencia infinita?»

Las discusiones interminables con su hija Julie a propósito de todo y nada —las botas, el jamón o la mantequilla de cacao— son agotadoras. La hora de acostarse es objeto de negociaciones sin fin. Cien veces tiene que pedir a Julie que no la interrumpa cuando está al teléfono. Cada tres minutos, tiene que levantarse para que Julie permanezca sentada a la hora de las comidas. Sophie sabe que su ángel más joven detenta el poder, que ha perdido el respeto por los límites y que siempre tiene la última palabra. Pero no puede evitarlo.

La pregunta de su amiga es como un trueno. Sophie se yergue. De pronto, surge una imagen de su juventud. Su madre era severa, se enfadaba a menudo y se frustraba enseguida. Su padre era un hombre apreciado por todos, tenía una agencia de comunicación que iba bien. Rara vez estaba en casa y de vez en cuando tenía algún romance secreto. Sophie, la mayor de cuatro hermanos, se sentía responsable. Quería ayudar: ayudaba a sus hermanos y hermanas a lavarse y vestirse, consolaba a su madre cuando estaba triste o deprimida. Tenía solo seis años y cuidaba de su madre como una pequeña mamá. Ha desarrollado unas grandes antenas para percibir las necesidades de los demás y responder a ellas. Pero no para darse cuenta de... las suyas. Hoy, el miedo a marcar límites con su hija y a ser rechazada cuando lo haga se intensifica. Es un sentimiento invisible, difícil de sentir, pero innegable.

Una dulce preocupación para el alma

Durante una sesión de terapia, Sophie se «ve» y se «siente» como una niña. Vulnerable. Sola. Privada de la atención afectuosa y consciente que todos los niños precisan para crecer. Todavía se sorprende cuando le preguntan qué le apetece. No está acostumbrada a tomar conciencia de sus propios sentimientos y necesidades. Sabe bien lo que siempre trata de evitar: marcar límites, ser clara. Se necesita compasión para mirar a la cara los propios antiguos planes de supervivencia, para poder sentir quiénes éramos antes de que nos educaran. Le hace falta ayuda para esta tarea. Mantenemos muchas conversaciones, corazón a corazón.

Algo cambia poco a poco... Se produce un momento decisivo. El placer de educar viene a sustituir la preocupación de llegar a ser como su madre. Se perfilan unos límites claros. Y espacio. ¡Espacio para tener derecho a existir! Confeccionamos juntas un cartel del «gran jefe» y del «pequeño jefe», con fotos e ilustraciones de temas, a fin de hacer entender, sin que medie discusión alguna, quién es «el jefe» y de qué. Julie es la jefa de... y su madre de...

El gran jefe y el pequeño jefe

Esto es un ejemplo. Podéis hablar con vuestro hijo del reparto de elecciones. Puesto que probablemente vuestro hijo aún no sabe leer, podéis poner una foto o una imagen para las distintas tareas.

Julie todavía utiliza a menudo el botón de discusión. Pero Sophie reacciona de distinta forma. Y eso, precisamente, ¡marca la diferencia!

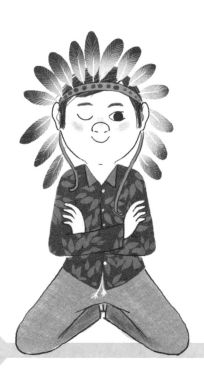

Soy el jefe para

1 – **Decidir la hora del baño
y de lavarse los dientes**

2 – **Decidir la hora de las comidas**

3 – **Proponer dos vestidos entre los que elegir**

4 – **Ordenar los juguetes**

5 – **Decidir cuánto tiempo se está delante
de las pantallas**

6 – **Decir la hora de acostarse**

7 – . . . .

8 – . . . .

9 – . . . .

10 – . . . .

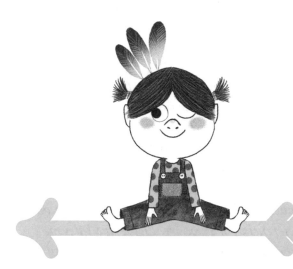

Soy el jefe para

1 – **Bañarme y lavarme los dientes solo**

2 – **Ayudar a poner la mesa**

3 – **Elegir entre los dos vestidos**

4 – **Escoger una etiqueta para ordenar**

5 – **Escoger una película o un juego**

6 – **Escoger una historia, una canción
o las dos cosas**

7 – . . . .

8 – . . . .

9 – . . . .

10 – . . . .

Abrir en lugar de rechazar

Entrenar la atención da la posibilidad de seguir mirando aquello que duele, aquello que sorprende o aquello que impide darse valor, como a través de una potente lente interior.

Fleur, de treinta y ocho años, tiene un bebé de dos meses y un hijo de casi dos años. Le gusta su trabajo, que ejerce cuatro días a la semana. Adora los niños, pero hay momentos en los que tiene ganas de llorar y se pregunta si su hijo la quiere. Cuenta: «Desde que nació el pequeño, Jules, el mayor, muestra una marcada preferencia por su padre. Desde que Jules me rechaza berreando, porque quiere que sea su padre y no yo quien le lleve a la cama, me siento impotente y triste. Me vienen a la cabeza toda clase de ideas, como por ejemplo: "No soy una buena madre porque mi hijo no me quiere". Esto me desespera y me genera inseguridad. No sé qué hacer con estos profundos sentimientos de rechazo».

Esto no es culpa de Fleur ni de su nueva maternidad. Tampoco es culpa Jules, ni tiene nada que ver con que el padre pueda ser o no un mejor progenitor. Esto es culpa de la forma en que comprendemos la situación y la interpretación que hacemos de ella: «Jules no me quiere; si me quisiera, no me rechazaría». Hacemos de lo que está pasando una cuestión personal. Por suerte, las conclusiones de este tipo no son nunca verdad: provienen de nuestra niñez, durante la cual conocimos este sentimiento de rechazo. A veces muy pronto. Y con frecuencia es un sentimiento que tiene que ver con nuestros propios padres, que nos quisieron a su manera, pero que no siempre tenían la posibilidad de hablar de lo que necesitábamos y de acceder a ello.

No podemos cambiar estas situaciones, ni los pensamientos y las emociones que tienen que ver con ellas. En cambio, sí podemos cambiar nuestra *reacción* ante determinadas experiencias. Vuestra actitud interior determina la carga de vuestra pena.

Es mejor abrirse a las emociones que rechazarlas. Como si prestarais atención a vuestro mejor amigo. Tan pronto como hacéis este ejercicio, se produce un cambio. No enseguida, y tampoco siempre, pero despacio, gradualmente, experimentaréis ese cambio. Y con más o menos espontaneidad. Al establecer contacto con vuestro mundo interior, experimentáis vuestras emociones y descendéis a los rincones olvidados del rechazo. Prudentemente. Como un arqueólogo que retira la capa protectora de tesoros ocultos.

Nombrar, reconocer y aceptar

Puede que ahora mismo estéis muy ocupados. Muchas cosas requieren vuestra atención y vuestra intervención. Quizá haya cosas que no lográis sacaros de la cabeza y que os hacen reflexionar sobre la forma de abordar ciertas situaciones. ¿Qué diríais pues, precisamente ahora, de salir un momento de vuestra cabeza y dirigir la atención hacia la sensación de la respiración?

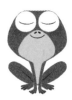

MEDITACIÓN PARA LOS PADRES
RESPIRAR PARA ACEPTAR

Probad ahora, mientras leéis: podéis sentir el ligero contacto del aire que inspiráis en vuestras fosas nasales, y la sensación de la espiración cuando el aire sale de ellas... Experimentad esto... Cómo la vida entra y sale de vosotros... en todo momento.

Tomaos tiempo... Cuando lo hagáis, recordad una situación que os suscite un sentimiento de inseguridad, de duda, de falta de confianza en vosotros mismos...

Tomaos tranquilamente el tiempo de descubrir dónde, dentro de vuestro cuerpo, podéis experimentar estas sensaciones... En el cuello..., el corazón..., el vientre... o en otra parte...

Dirigid la atención hacia aquella parte del cuerpo donde podéis experimentar estas sensaciones..., tanto si es una sensación leve como si es intensa... ¿A qué se parecería esa sensación si la tuvierais que dibujar?

Acercaos todavía más a esa sensación: «No pasa nada, lo que siento ahora está bien, me quedo contigo... y acepto que existes... Me quedo contigo... y te dedico mi atención más amistosa, la atención que también dedicaría a mi mejor amigo... No pasa nada... No tengo necesidad de rechazarte o de transformarte..., pero quiero gustosamente aprender a conocerte... Me abro a ti... Con curiosidad..., con tolerancia..., relajado... No pasa nada».

Y entonces, cuando lo hayáis conseguido, regresad a la respiración... Sentid la respiración..., esta respiración.

Los problemas no resueltos de vuestra juventud pueden tener un efecto perturbador sobre vuestro amor propio, sobre vuestra paz y calma interiores. Evidentemente, no podéis transformar lo que ocurrió en vuestra infancia, pero podéis modificar vuestra actitud respecto a lo que sentís yendo hacia esas emociones en vez de rehuirlas. A menudo basta con eso. Aunque, en ocasiones, se hace necesaria una ayuda complementaria, en forma de terapia.

Los hijos, sin saberlo, reactivan nuestras zonas no curadas de dolor, tristeza, rechazo o falta de autonomía de nuestra infancia. Presionan, de forma absolutamente inconsciente, sobre los sitios que suscitan emociones fuertes, y nos hacen sentir que no tenemos ningún valor o somos deficientes. Dicho esto, hay una felicidad duradera: los hijos se deben siempre a vosotros, sea cual sea el modo en que se comportan y se oponen a vosotros. Y eso es así, sencillamente, porque sois sus padres.

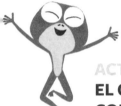

ACTIVIDAD
EL COCHECITO CON PLENA CONSCIENCIA

Caminar da energía y os permite pasar de vuestra cabeza a vuestro cuerpo. En sentido literal, caminar con atención lleva un paso más lejos. Podéis hacer este ejercicio con vuestro hijo en el cochecito. Dejad en casa todo aquello que no necesitéis para andar (el teléfono, los objetivos, la lista de la compra...). Salid, oled el aire e inspirad la libertad. Poned las piernas en movimiento y caminad a un paso tranquilo. No hagáis nada más que andar.

Mirad, oled, escuchad los ruidos del momento presente, y notad que, a cada paso, vuestros pies tocan el suelo. No hagáis nada más que andar y fijaros en que andáis. Una cosa a la vez. Nada de precipitarse. Únicamente el presente, tanto si camináis por una ciudad animada como por espacios abiertos. Caminar con atención es un arte en sí mismo. Incluso antes de daros cuenta, los pensamientos reaparecen y volvéis a estar ocupados haciendo proyectos, preparando algo o reflexionando. Decidid no hacer nada más que andar cuando caminéis. Un paso... y otro paso. La vida no es una carrera.

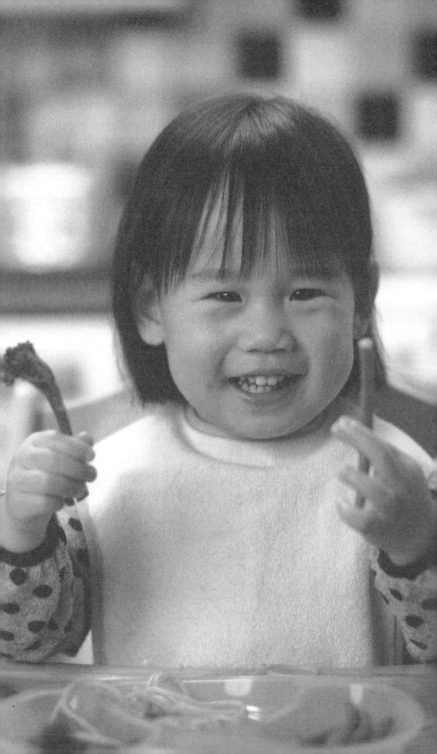

LA COMIDA CON PLENA CONSCIENCIA

Imaginemos la siguiente comida en casa de algún conocido: toda la familia está instalada alrededor de la mesa, todo está limpio, los niños permanecen tranquilamente sentados y comen de todo, hasta judías verdes, con filamentos y todo. En cambio, en vuestra casa, las cosas son a veces muy distintas: en unos segundos la mesa parece un cuadro de Miró. ¿Comer con atención?, ¿cómo es posible con niños pequeños?

Empezad por el principio

Comer es sentarse a la mesa, no en el sofá. No es caminar con un yogur en la mano. No hay juguetes sobre la mesa, vuestra tableta o el móvil están guardados. Dejad que vuestro hijo se habitúe a la posición sentada. Permaneced vosotros mismos sentados con calma. Tomaos el tiempo de saborear cada bocado. «Mmm, qué rico», dice mi hijita, a quien le encanta comer. Su hermano se para después de un bocado. No quiere comer. Quiere jugar. Todavía tiene la cabeza llena de ideas y se baja diez veces de la silla. «Cuento hasta tres, y a la de tres vuelves a estar en la silla», le digo. Esto requiere paciencia y claridad, pero poco a poco, consigue estar sentado comiendo.

¿Con las manos o con una cuchara?

A los niños pequeños les gusta comer con las manos. Las cucharas, con su largo mango, se caen de la mano rápidamente. Y la pasta aterriza sobre los pantalones, la salsa salpica la pared. ¡Hum!... Pero, entonces, ¿es mejor comer con las manos? Combinad ambas cosas. Se puede comer las verduras y la fruta con las manos, y las crepes y la pizza también. Pero para el yogur y la sopa, se necesitan una cuchara y un cuenco. Antes de que cumplan veinte años vuestros hijos, sin lugar a dudas, comerán con cuchillo y tenedor. Entre estos dos momentos, todo terminará arreglándose.

¿Aún tienes sitio en la barriga?

Cuando se enseña a los niños pequeños a «escuchar» su vientre, notan cuándo están saciados. «¿Aún quiere tu barriga un bocado o ya está llena?» Dejadles, cada vez más a menudo, elegir lo que hay sobre la mesa. Pero ¿y las verduras para la salud? Basta con tres bocados. Los podéis contar juntos. Y si no quieren comer una vez de tarde en tarde, tampoco pasa nada. Nos quedamos en la mesa. No comemos nada más. El apetito vuelve, y es poco frecuente que a los niños les falte algun tipo de nutriente. Si lo hacéis así, desde que son muy pequeños, aprenden a prestar atención a la comida y a tomar contacto con su estómago. Y esto puede ser muy importante en nuestro mundo, donde muchos niños están demasiado gordos. Los más pequeños son capaces de escuchar su «termostato del hambre». Cuando coméis lo que dice vuestro estómago, siempre está bien.

Reglas y algo de flexibilidad

Comer con atención es importante. Y comer en momentos definidos también. Así, se nota más fácilmente cuándo se está harto, lo que se encuentra delicioso, un poco rico o repugnante. De vez en cuando, podemos tomar un helado antes de la comida y en alguna ocasión galletas a voluntad: esto hace la vida agradable. A veces hay que hacer lo que no se puede hacer habitualmente.

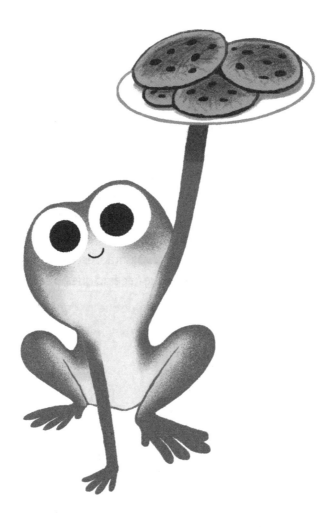

Es importante comer con plena consciencia.

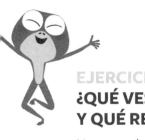

¿QUÉ VES, QUÉ TOCAS Y QUÉ RETIENES?

Nunca es demasiado pronto para trabajar el músculo de la atención. He aquí un juego muy sencillo que encanta a los niños: coged una bandeja, colocad encima algunos objetos cotidianos sencillos (no muchos). Por ejemplo: un peine, un cochecito, una pluma de pájaro, una pinza de tender ropa, un trozo de manzana, una cuchara, un juguete. Cubridlo todo con una toalla o una tela y sentaos con vuestro hijo.

- Tiempo 1: Retirad la toalla y pedid al niño que nombre todos los objetos. Puede que los conozca o no. Es la oportunidad de aprender palabras nuevas.
- Tiempo 2: Volved a cubrir los objetos y dejad que vuestro hijo toque cada uno de ellos con las manos: ¿es duro o blando?, ¿liso o áspero? ¿Es un cochecito? ¿Un peine?
- Tiempo 3: ¿Qué ha desaparecido? Retirad un objeto y escondedlo en vuestra mano. Retirad la toalla y preguntad al niño qué objeto ha desaparecido. Sacad cada vez un objeto y comprobad si el niño se acuerda de él. Sin que esto se convierta en una competición. Es un juego.
Tambiénpodéis contar los objetos. Las variaciones son múltiples.

7

LAS
EMOCIONES
QUE SENTIMOS

Estoy en la consulta del médico con Tom, mi bebé de catorce meses. Ha llegado el momento de controlar su peso, su talla, y de administrarle la vacuna. Hay mucha gente en la sala donde se desviste a los bebés. Tom está sentado con el pañal, tranquilo, la parte superior del cuerpo ya desnuda, aguardando su turno. Mira con interés a su alrededor, con el porte de un emperador romano, con una mantita descuidadamente puesta sobre el hombro. Hay tantas cosas que ver... Un niño se echa a llorar, con grandes berridos. Tom vuelve despacio los ojos en dirección al ruido. Busca el contacto, siente aquello que experimenta el otro. Sus ojos se humedecen, inquietantemente...

Los bebés y los niños pequeños no juzgan. No se dicen que otro niño hace teatro, que debería dejar de llorar, que debería tener miedo o no de una inyección. Saben cómo querer a la gente de forma segura. Tienen el don de la empatía ingenua, pura. Se sienten naturalmente conectados con los demás: con vosotros, con su abuela, con su abuelo, con otros niños y con toda la naturaleza que les rodea. «Oh, qué triste, el pájaro se ha caído. ¿Podemos llevarlo a casa? ¿Puedo meterlo en mi cama?»

Durante la «primera pubertad» (que tiene lugar entre un año y medio y los dos años, aproximadamente), la vida les parece algo más complicada. El deseo de plantar cara y la necesidad de autonomía aumentan: todo quieren hacerlo solos («Yo solo»), excepto irse a la cama. Toda una serie de emociones se manifiestan, seguidas de conductas exigentes o lamentables. Si fuerais un niño pequeño, ¿qué haríais con esas emociones de envidia, de frustración? ¿Cómo reaccionar cuando algo no funciona o no se consigue lo que uno quiere? ¿Qué hacer cuando experimentamos una alegría salvaje o cuando nos enfadamos porque nuestra hermana nos quita nuestro juguete preferido y declara muy resuelta «¡Es mío!»?

Espacio para las emociones y límites a los comportamientos

Toda emoción es una reacción a algo que vivís. No hay emociones «buenas» ni «malas». Todas son correctas e importantes. A cualquier edad, necesitamos sentirnos comprendidos, apreciados y en relación con los demás. Son unas necesidades básicas. Como el alimento, el agua y un techo sobre la cabeza, os aportan seguridad. Las emociones las experimentáis siempre en alguna parte del cuerpo. Los pensamientos están dentro de vuestra cabeza, como unas vocecitas críticas que quieren tener una opinión sobre todo. Especialmente sobre aquello que vosotros o vuestro hijo deberíais experimentar. A las emociones dadles espacio, a los comportamientos ponedles límites.

Las emociones no necesitan más que vuestra atención, una atención plena. No una solución o un análisis bien intencionados. Y desde luego nada de: «No, no debes sentirte así». El contacto con vuestro hijo pequeño se establece a partir del momento en el que sintonizáis con vuestras emociones y queréis comprenderlas. Es como si se tejieran unos hilos de seda de un corazón a otro y entregasen cada vez un mensaje.

- El mensaje del SÍ: «Sí, veo que estás muy enfadado… ¿Hay algo que te pone triste?».
- O el mensaje del NO: «No puedes estar cansado… Has dormido muy bien esta noche. Yo sí que estoy cansada. Estoy cansada de repetirte siempre lo mismo».

El mensaje del NO

—¿Cómo ha ido hoy? —pregunta el padre de Clara, de cuatro años, cuando va a recogerla a la guardería—. ¿Lo has pasado bien?

—No —contesta Clara—, no ha ido nada bien. Stéphane me ha pegado.

—Oh, ¿y tú qué has hecho? —pregunta el padre.

—No he hecho nada.

—Eso no me lo creo —dice el padre—. Tú también sabes pegar. Lo veo cuando te enfadas con tu hermano.

Clara no dice nada. Se siente triste. Ni la creen ni la entienden. Su padre la mete en el coche y van hacia casa. El tono es grave y el ambiente ha cambiado. Ya no se habla de los sentimientos de Clara ni de su comportamiento. El hilo de contacto se ha cortado. Sin el reconocimiento y la comprensión de sus emociones, Clara no puede pensar en otra solu-

A las emociones
dadles
espacio, a los
comportamientos
ponedles límites.

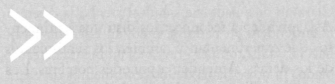

ción si este tipo de situación se repite. Reprime sus emociones. Se cierra como una ostra. La emoción tendrá que buscar otros caminos, más imprevisibles, para expresarse. Cuando el mensaje NO se utiliza demasiado a menudo, los niños aprenden muy pronto a no fiarse más que de sus propios sentimientos y a encontrar la solución que les conviene. ¡De eso depende la paz en el mundo!

Basta con unos cuantos principios para que los niños aprendan a confiar en sus propias emociones. Sobre todo:

- Escuchar al niño con atención y tomarse tiempo para comprender la historia.
- Imaginar que experimentáis los sentimientos del niño.
- Reconocer aquello que siente el niño, indagar dónde se produce esto dentro de su cuerpo y aprender a poner palabras a las emociones.
- Buscar lo que podría ser útil.

Así, aprenden a reconocer los distintos sentimientos que experimentan y también los sentimientos de los demás. Aprenden a ponerles nombres. Los siguientes dibujos pueden ayudarles a identificar esas sensaciones.

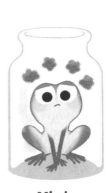

Miedo

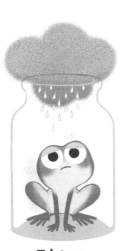

Ira

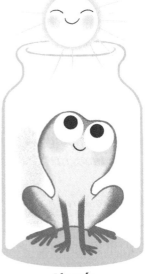

Alegría

Tristeza

¿Cuál es el tiempo de tus emociones?
¿Sabes decir qué tiempo hace en tu interior?

El mensaje del Sí

Clara cuenta que no ha tenido un buen día porque Stéphane le ha pegado.

—Bueno, ¿qué ha pasado?

—Yo quería la bici roja que tiene ruedecillas, pero Stéphane también la quería. Me ha quitado la bici cuando yo ya había montado.

—Ah, ya —responde el padre—, ¿y solo hay una bici con ruedecillas?

Clara afirma con la cabeza. Siente la comprensión.

—¿Qué ha pasado entonces?

—He querido apartarlo, pero él me ha pegado y se ha ido con la bici.

—¿Te acuerdas de las imágenes de la rana? —pregunta el padre—. ¿Qué rana has sentido en tu interior cuando Stéphane te ha quitado la bici? ¿La rana enfadada o la rana triste?

Clara reflexiona un instante.

—Las dos —contesta—. Primero la rana enfadada, y después la rana triste.

—Sí… —dice su padre—, ¡creo que es esto lo que has sentido! Si mañana quieres la bici otra vez y Stéphane también la quiere, ¿qué harás?

Ella piensa de nuevo antes de responder:

—Le preguntaré a la profesora si podemos montar cada uno por turnos.

—Eso me parece una buena solución —dice el padre. Y caminan cogidos de la mano hacia casa.

El hilillo de seda

Un hilo de seda es frágil. Nuestras sensaciones y las de un niño pequeño, también. No es fácil percibir los propios sentimientos cuando se ha aprendido a negarlos, a no examinarlos y a no hablar de ellos. Esta es acaso una de las etapas más difíciles: observar los propios sentimientos de cerca y aprender a estar atentos a su expresión. No es fácil experimentar y aceptar unas emociones que difícilmente se pueden contener o disipar. Pero, como padres, podéis aprender a decir SÍ. «Hum, sí, entiendo que esto te haga enojar».

Tenemos tendencia a lanzar toda clase de acusaciones. «Ha empezado él, ¡yo no he hecho nada!» Cuando un niño tiene una rabieta terrible, cuando quiere un helado o cuando se niega a ir a la peluquería, pueden resultar útiles ciertas tácticas de distracción (le decís, por ejemplo: «¡Oh, mira eso!», o «¡Mira, ahí viene Fulano!»). Pero ¿cuál es la conducta más prudente cuando vuestro hijo se comporta de forma diferente desde hace algún tiempo? ¿Se ha vuelto más inquieto, más tranquilo o más violento? Lo que ocurre no siempre está claro para vosotros. Un comportamiento «difícil» tiene que ver a menudo con una emoción «intensa». Lo que está en juego son emociones ocultas, y el niño necesita una atención amorosa más que análisis y castigos. Unos hilillos de seda que conecten un corazón con otro, precisamente en aquellos momentos en los que querríais desconectar.

El sufrimiento oculto del niño pequeño

Rita enseña en el parvulario. Le gusta este oficio, que ejerce desde hace veinte años, pero este curso tiene una clase difícil. Hay algunos niños problemáticos, y sobre todo uno de ellos, Nicolas, siempre la está liando. Esto ya hace unos meses que dura. Rita no sabe qué le ocurre, pero el niño no escucha, es violento, gasta bromas a menudo y no para quieto. Distraerle, aislarle un momento, asignarle una tarea particularmente agradable: no parece que nada le ayude a estar más tranquilo. Cuando se enfada con un niño que le ha empujado sin querer, la maestra se siente absorbida en un torbellino de exasperación. De repente, está tentada de gritar: «Tú, sal al pasillo, ya estoy harta». Pero, justo en ese momento, experimenta su impotencia y la tendencia a dominar la situación castigando... Inspira varias veces, en cada ocasión un poco más profundamente, busca con los ojos los de Nicolas, y le dice con un tono benévolo: «Nicolas, veo que hay una tormenta en tu interior desde hace algún tiempo. ¿Hay algo que te parezca difícil o que te ponga triste?».

Nicolas la mira un instante, sorprendido. La mano con la que quería lanzar algo se queda suspendida en el aire. Hay un contacto. Alguien que le ve de verdad. Entonces empieza a sacudir los hombros. El dique de emociones reprimidas se rompe. Llora por primera vez desde que su hermana pequeña enfermó. No puede parar. Los demás niños guardan silencio, mudos como ratones. Nadie se mueve ni bromea. Hay lugar para la tristeza. Algunos notan también cómo les afloran las lágrimas cuando Nicolas explica qué le ha pasado a su hermanita. Tiene que ir al hospital cada día y, con frecuencia, incluso por la noche. Él va a casa de la canguro o de sus abuelos. Está bien, pero echa de menos a papá y mamá. Y tiene miedo. Miedo de que su hermana no mejore.

Rita escucha. No hay solución, tan solo atención. Reconoce que se puede sentir mucho dolor cuando una hermana está tan enferma.

Y que puede resultar difícil cuando el padre y la madre se ausentan a menudo, no puede ser de otro modo. Es reconfortante sentirse comprendido. Ahora también.

Nicolas se calma. La maestra le pregunta a menudo cómo van las cosas en casa. Y si quiere hacer un dibujo sobre el tema. Se llevan al hospital unos grandes círculos con corazones. En casa, los padres de Nicolas han comprado un Lego para representar un hospital. Él se dedica a ello con mucha imaginación. La atención funciona. Siempre. Y su hermana…, después de una operación excepcional en el extranjero, regresa a casa. La vida normal puede volver a empezar.

Hacer de socorrista experto

Si enseñáis a vuestros hijos a no rechazar sus emociones sino a aceptarlas, sabrán tener en cuenta su «tiempo interior» y entenderán que eso repercute en su comportamiento y en vosotros. En mitad de una crisis, cuando el torbellino de las emociones puede arrastraros también a vosotros, no es el mejor momento para empezar a hablar de qué está en juego. Lo que ayuda entonces es hacer «de socorrista experto en una playa».

Como un salvavidas, sujetad al niño con fuerza

entre los brazos y llevadle primero a la orilla. Solo cuando hayáis ganado tierra firme podréis hablar de la intensa emoción de ira, de miedo o de tristeza que hierve en su interior. Entonces podréis ayudarle a encontrar la respuesta adecuada a lo que ha sentido.

Hacer de socorrista experto ayuda a vuestro hijo —y a vosotros mismos— a no dejarse atrapar por el torbellino de las emociones y las reacciones desastrosas. No se puede evitar sentir algo. Pero sí se puede aprender a dejar de gritar o de pegar.

Lo que se aprende en la infancia dura mucho tiempo

En una clase de preescolar, los niños se sientan en círculo. Hay una rana sentada sobre las rodillas de Bianca, la profesora. Naturalmente, no es una rana de verdad, sino un adorable batracio de tela. Las imágenes de las cuatro emociones de la rana están colgadas en la pared. Los alumnos hablan de todo aquello que se puede experimentar y de los sitios donde se pueden hallar el miedo, la ira, la tristeza y la alegría… Cada uno cuenta algo y muestra a qué se parece una cara que tiene miedo, que está enfadada, triste o contenta. Y también cómo, en ocasiones, se quiere pegar o estar enfurruñado

en un rincón, o ir a decirle a la profesora que
es siempre el otro el primero que empieza. Los
niños señalan en el dibujo de una rana grande
dónde se puede sentir estas emociones dentro del
cuerpo.
   Así, Simon siente la ira en los puños.
Emma siente la tristeza en los ojos. «Y yo —dice
Constance— siento la alegría dentro de todo mi
cuerpo. Tengo ganas de saltar y bailar, de lo
contenta que estoy.» Marcel dice que él siente el
miedo en las piernas. Demuestra lo fuerte que es
la sensación. Es tan fuerte que se cae de espaldas.
Y, entonces, todos se echan a reír.

Podéis enseñar a los niños a prestar atención a sus propias emociones desde su más tierna infancia. Y a hacerlo con la atención más dulce. La atención que podríais dedicar a vuestro mejor amigo o a vuestro animal preferido. Pegar, dar empujones o golpes y lanzar objetos no sirve de nada. Las emociones son para sentirlas y para hablar de ellas, hablar mucho. Y, a veces, se puede dar un beso o pedir perdón a alguien a quien se ha hecho daño… «Perdóname por haberte pegado… ¿Todavía te duele?»

   «Las emociones no duran mucho tiempo —dice Bianca, la profesora—. A menudo aparecen un breve instante y luego desaparecen». Y, entonces, Stépha-

Un
comportamiento
"difícil" tiene que
ver a menudo
con una emoción
"intensa".

ne le pregunta: «Pero ¿dónde van, cuando se marchan?». ¿Hay algún lugar al que van todas las emociones? ¿Qué pensáis?

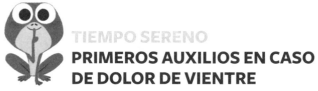

PRIMEROS AUXILIOS EN CASO DE DOLOR DE VIENTRE

A partir de tres años

Entrevista con vuestro vientre (o la cabeza, o cualquier otra zona del cuerpo donde haya un problema). Muchos niños padecen dolor de cabeza, dolores abdominales o náuseas. Ellos no saben qué les pasa, pero su cabeza o su vientre sí. En los más pequeños, estar nerviosos, tener miedo, afrontar algo difícil o fascinante se traduce a menudo en una de estas tres sensaciones dolorosas. Por supuesto, a veces simplemente han comido demasiado, o bien se trata de otra cosa.

Estoy sentada con mi hija de tres años en el sofá. Empezó a tener dolor de vientre hace algún tiempo, después de mi divorcio. Cuando vuelve a quejarse, le pregunto:

–¿Dónde se encuentra el dolor dentro de tu vientre?

Me señala un punto, junto al ombligo. Le pido que se frote la barriga muy despacio con las manos. Que describa círculos pequeños, luego más grandes, hasta que note que el vientre se vuelve agradablemente blando. Cada vez más blando.

–Tu barriga comprende muchas cosas sobre el dolor de vientre... ¿Puedes preguntarle por qué siempre tiene un poco de dolor? Y escucha con atención lo que la barriga te dice... En silencio...

Al cabo de un momento, le pregunto:

–Y bien, ¿qué te dice el vientre?

–Dice que quiere ir a casa de papá.

–Ah, y tú ¿qué quieres?

–También me gustaría ir a casa de papá... porque no me gusta cuando no está.

Y entonces... puede empezar la conversación. Sobre lo que es difícil, triste o emocionante. Y sobre lo que puede ayudar.

HAY UN LUGAR JUNTO A TU CORAZÓN

A partir de tres años

E s un atardecer hermoso. El sol está rojo de calor y el viento se ha llevado las nubes al otro lado del mundo. La rana y el erizo se sientan juntos, en el lindero del bosque. El erizo coge una margarita y pregunta:

–Rana, ¿me quieres?

–Claro que sí. Te quiero mucho, erizo. Bien lo sabes.

El erizo suspira.

–Sí, pero ¿me quieres siempre?

–¡Siempre! –contesta la rana.

–Sí, pero... ¿también me quieres cuando estoy muy lejos y ya no me ves?

–Sí, incluso cuando ya no te veo.

–Y cuando no soy amable contigo o cuando estoy muy enfadado..., ¿aún me quieres?

–Claro que aún te quiero. Hagas lo que hagas y estés donde estés.

–Así pues, si nos queremos de verdad, ¿es para siempre y en todas partes? ¿Aunque no nos veamos cada día? ¿Aunque no nos veamos nunca más?

–Sí –responde la rana–, es así, desde siempre.

–Pero –dice el erizo–, ¿puedo hacerte otra pregunta? La pregunta más importante de todas: *¿cómo sabemos que queremos a alguien de verdad?*

Todo queda en silencio... El bosque está muy tranquilo... Solo los árboles se mueven suavemente al viento del anochecer.

Al cabo de un momento, la rana contesta:

–Lo sabes cuando lo sientes. En un lugar junto al corazón. Es así, desde siempre.

Y entonces..., entonces se adentran en el bosque cogidos de la mano. Sueñan corazones pequeños y un amor que nunca desaparece.

Aunque no se vean en mucho tiempo.

LA CASA DE LOS PELUCHES
A partir de tres años

Este ejercicio permite estimular la imaginación, así como los sentimientos de seguridad y felicidad en los más pequeños.

2

Tiéndete en el sofá, en la cama o en el suelo con un cojín debajo de la cabeza.

Si quieres, puedes cerrar los ojos, un poco o del todo. Me gustaría llevarte conmigo a un sitio muy especial, un sitio con una casita hermosa. Parece una casita de muñecas... ¿Vienes conmigo? Entraremos juntos.

La puerta ya está abierta... Y te imaginas que estás dentro: ves que la casa está pintada con tus colores preferidos..., exactamente los colores que te parecen más hermosos. Piensa en tu color preferido... El sol brilla a través de los cristales... Se está bien y calentito dentro de la casa... Dentro de la casa hay una habitación. Cuando entras en la habitación, ves muchos cojines grandes y muy blandos. Puedes acostarte sobre esos cojines... También hay muchos peluches... Un unicornio, un osito, una vaca, un conejo... ¿Qué otros peluches hay en la habitación? ¿Ves tu peluche?

Y entonces eliges el sitio más agradable de esta habitación para ir a acostarte y colocas sobre tu vientre tu peluche... El peluche sube y baja despacio, con el movimiento de la barriga... Pero ¿qué es lo que se mueve dentro de tu vientre...? Ah, sí..., es la respiración... Trata de sentirla... Siente cómo tu vientre sube y baja despacio en el lugar donde se encuentra el peluche.

Dentro de tu vientre, hay una calma maravillosa... Tanta calma que el peluche casi se duerme. Y tú también... Trata de experimentar esto... Y entonces..., cuando quieras volver a jugar, puedes levantarte tranquilamente...

Cada vez que tengas ganas, puedes regresar a la casa de los peluches.

Aquella casa siempre está allí. Nunca desaparece.

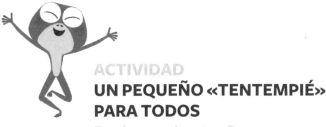

UN PEQUEÑO «TENTEMPIÉ» PARA TODOS
De dos a ochenta años

¿Estáis cansados? Si es así, entonces podéis hacer este ejercicio. Os volveréis a sentir en forma. Es bueno hacerlo con alguien: los padres con su hijo, los abuelos con su nieta, y también se puede hacer con un grupo de niños, en la escuela.

Este ejercicio debes realizarlo de pie.

Forma un hueco con los dedos, como si tu mano fuese un pequeño cuenco.

Luego te inclinas hacia delante y, con el interior de las manos ahuecado, te golpeas el cuerpo, no muy fuerte... Comienzas por los pies... Despierta tus pies por completo... Los tobillos... Entonces, con las manos y toda tu atención, te golpeas la parte anterior y posterior de las piernas. Despiértalas por completo.

Subes, y te golpeas los muslos..., el vientre..., la espalda..., el pecho...

Como si hubiera un montón de ranitas de pies suaves que saltaran sobre todo tu cuerpo para despertarte por completo... ¿Lo notas?

Luego te golpeas un brazo de arriba abajo... y después el otro...

Despiertas tus hombros golpeándolos, y te masajeas tranquilamente la nuca.

Y... te tocas suavemente con los dedos todas las partes de la cara..., como si una llovizna te cayera sobre tu cara y tu cabeza...

Para concluir este ejercicio, masajeáis tranquilamente los hombros y el cuello de vuestro hijo y le pedís que os haga lo mismo a vosotros.

En grupo, los niños se colocan en círculo de modo que cada uno se encuentre frente a los hombros de otro niño para masajearlos.

Despertar todo el cuerpo y ponerlo en forma es agradable. Dar y recibir un pequeño masaje. ¿Notáis la diferencia?

Podéis hacer este ejercicio con la frecuencia que queráis. Cuando estéis cansados, algo perezosos, cuando tengáis muchas cosas en la cabeza: un tentempié que os lleva al interior del cuerpo, fuera de la cabeza.

8

SER PADRES NO ES PARA COBARDES

Ser padre o madre es una experiencia ardua. Y, seamos sinceros, recibir educación tampoco es agradable siempre. No existe ningún manual de métodos eficaces. A partir del momento en el que tenéis hijos, toda vuestra vida cambia. Nadie os ha preparado para ello, y todavía menos, nadie os ha formado para gestionar las numerosas responsabilidades y las situaciones imprevistas. Con poco tiempo para acostumbrarse, pero muchas oportunidades para aprender, una cosa surge rápidamente: ¡la vida con hijos es inimaginable!

Estamos los dos con nuestro bebé de semanas en la consulta médica de un gran hospital. «Sabemos y sentimos» que algo no va bien, mientras que todos los profesionales parecen creer que no es el caso. Nos dicen: «Esto acabará pasando, les sucede a la mayoría de los niños. ¡Yo, de vosotros, no me preocuparía! Volved en unas semanas si la situación no ha cambiado». Por supuesto que nos preocupamos. Nunca hemos estado más preocupados. Estamos resueltos a encontrar a alguien que nos crea, que no se mantenga a distancia, sino que se moje y diga: «Si fuera mi hija, yo también querría saber qué tiene. Lo buscaremos hasta dar con ello».

Días más tarde volvemos a estar allí, en la misma consulta, pero con otro médico. Este tiene mucha experiencia y está habituado a escuchar de veras, tanto a sus pacientes como a su propia sensación. Humanidad y competencia dentro de la misma bata blanca... ¡Qué bendición!

Nuestro bebé debe ser hospitalizado. Le ponen una vía intravenosa, le hacen un

encefalograma y le implantan una serie de tubos.
La intuición del médico es impecable: nuestra
hija parece tener una enfermedad cerebral rara.
Los siguientes meses van a ser estresantes. Los
contactos con el seguro, también. Pero nada
nos impedirá encontrar al mejor pediatra del
mundo para que la ayude. El tiempo apremia.
A través de una serie de giros, damos con la
pista de un médico extranjero, uno de los únicos
en el mundo que tienen experiencia con niños
pequeños aquejados de esta dolencia. Volamos
a su encuentro. La operación dura siete horas.
Respiro amor… Inspirar y espirar… por mi
hija…, por mí misma… y por el médico. Respiro
esperanza… por mi hija…, por mí misma… y
por el médico. Siento mi cuerpo, la tensión en el
vientre…, la angustia en el corazón… Y respiro
confianza… durante siete horas… Esperar…
Respirar… No se puede hacer más que esperar…
La operación es un éxito. Su vida puede volver
a empezar, y, con ella, también la nuestra…
Salimos… Sopla el viento… Inspiramos
profundamente y dejamos entrar al mundo.

¿Y luego qué más?

El mundo perfecto se encuentra acaso en las fotos
de Instagram, pero la realidad cotidiana es distinta,

y es con la que debemos tratar. Hay, y siempre habrá, estrés en nuestra vida. A menudo existen más preguntas que respuestas a «¿y ahora qué?». Hay niños que caen enfermos y que siempre tendrán que vivir con su enfermedad. O que son «distintos»: más lentos, más soñadores. Algunos tienen un nivel más bajo de capacidades cognitivas o problemas de comportamientos sociales. Hay niños que le tienen miedo a todo y otros que todo lo contrario, que se atreven con todo. Y otros que viven en un mundo completamente distinto al vuestro. Cuando esto ocurre, no os quedéis a distancia, acercaos. Y manteneos bien cerca. Confiad en vuestra intuición, en vuestro conocimiento profundo. Nos resulta imposible saber por anticipado todo aquello que nos aguarda. El mundo es al mismo tiempo demasiado salvaje y demasiado benigno, demasiado prometedor y demasiado alejado de los caminos trillados. Pero podemos aprender, con paciencia, a tener confianza en el cambio. Y aprender a relajar la necesidad de querer controlarlo todo. Así, somos libres. Libres de elegir el modo en que gestionamos lo que se produce en nosotros mismos y en la vida de nuestros hijos.

Se puede comparar estas competencias con el aprendizaje del surf. No es un deporte precisamente fácil. Porque las olas del mar no se pueden parar ni reducir. Y porque uno se arriesga a quedar sepultado por el agua o por el pánico. Aprendiendo a surfear, os dais la posibilidad de reaccionar de forma distinta a las condiciones meteorológicas a veces difíciles en que os encontráis. Menos frustración o comportamientos automáticos. Más ternura, más comprensión, sin perder de vista los propios límites. Empezáis a comprender que no son tanto las «olas» las que crean los problemas como el modo en que respondéis a ellas. Es eso lo que os hace libres.

Cuando sucede lo imprevisto

Le he preguntado a mi hijo si le apetecía describir lo que sintió cuando fue padre sin tenerlo previsto. Cuando ocurrió, fue como un shock. ¿No era demasiado pronto? Ha escrito una carta abierta a todos los que han sido padres de forma inesperada, que osan aventurarse valerosamente y con amor por los caminos ignotos de la paternidad, que se atreven a seguir siendo curiosos. Perfectamente imperfectos.

Carta de un padre que no tenía previsto serlo:

> *Tenía veintinueve años cuando fui padre. Tengo la sensación de que era demasiado pronto. Un caso típico de «no planificado, pero aun así deseado». Albergaba la vaga idea de empezar a tener hijos más adelante, cuando*

hubiera afianzado algo mejor mi carrera
y cuando el niño que llevo dentro hubiera
alcanzado la madurez. En realidad, no sabía
bien qué significaba eso, ni cuándo llegaría.
Pese a las enormes olas de amor que sentía
por nuestro recién nacido, me debatía por
lograr compaginar mi vida «libre» de músico
y mi rol de padre. ¿Cómo ajustarlo? Dudas,
incertidumbres, imágenes idealizadas de la
paternidad y ambición de compositor y de
músico se disputaban la prioridad. Tener un
hijo, ¿eso tiene que ser genial? ¿Lo más hermoso
que le pueda ocurrir a un ser humano? Pero
no siempre es así. Los días que me ocupaba del
bebé a menudo me venían a la cabeza retazos
de canciones nuevas, mezclaba las melodías y
las facturas por enviar, mientras que mi hijo
quería bajar por centésima vez por el mismo
tobogán. Y cien veces más. Las alegrías y las
penas cambiaron a medida que nuestro hijo
crecía. Una olla a presión de retos. En tres años,
pasé de «inquietarme por su ritmo de sueño»
a las preocupaciones relativas a su desarrollo
socioemocional. Paso a paso, tuve que abandonar
ciertas expectativas. Aprendí a sustituir las
imágenes de lo que sería ideal por lo que era
la realidad. Una de las cosas más difíciles que

pueda haber: abandonar las expectativas, modificar lo que tanto me gustaba hacer todos los días, a saber, ¡la música! Esto parece muy contradictorio. El espejo que los hijos os tienden muestra la verdad sin tapujos. Es bonito buscar todos los días lo mejor de uno mismo y lo que aún no se ha puesto al día, pero eso requiere mucha energía, disciplina y confianza. Es algo que no siempre me gusta y, para eso, no siempre tengo la energía que necesitaría. Se me alargan las noches debido a los conciertos por los Países Bajos. Los días suelen ser demasiado cortos.

Reparé en que, ya de muy pequeño, nuestro hijo era muy distinto a mí. Esto no es demasiado raro, pero he descubierto que tenía inconscientemente la idea de que mi hijo sería una especie de «versión en miniatura de mí mismo». Naturalmente, sabía que cada persona nace única. Pero, ahora, lo experimento en la práctica. Y no tiene nada que ver. Por ejemplo, cuando tengo tiempo, me gusta mucho salir a hacer algo, pero he comprobado que para él esto no es una necesidad. ¿Era él? ¿Era yo? O acaso me cuesta trabajo «leerle» mientras que yo soy un libro abierto, alguien que se entusiasma pronto. Socializo siempre con los amigos y la familia. Él no. Es cerrado, no habla de sus sentimientos, *no establece contacto con facilidad. Cuando estoy frustrado, impaciente o tengo ganas de mandarlo todo a paseo, me las arreglo para ir a correr, para salir, tocar algún instrumento, escribir una canción…; es mi pasión. Me pregunté si les ocurría a todos los padres, esa necesidad primaria de huir cuando nada funciona. Cuando experimento esa necesidad imperiosa, desaparezco en mi estudio de música y me pongo a escribir sobre el amor, sobre «marcharse» y poder regresar siempre. Escribo sobre mi padre y sobre el hecho de que nunca es demasiado tarde para decirle a alguien hasta qué punto le queremos.*

Entretanto, hemos tenido un segundo hijo, que es lo opuesto al primero en casi todo. Puedo ver, oír y sentir lo que ocurre en su interior. En el caso del mayor (que ahora tiene nueve años), las pruebas han demostrado que posee un gran potencial y que se sitúa en algún punto del espectro autístico (¿y quién no?). Cada día tengo que «viajar» hacia su planeta. ¿Quién eres? ¿Cómo piensas? ¿Qué sientes? Dime, por favor, cómo puedo llegar a ti. Unas veces lo hago con gusto, otras no. No se requiere tanta energía para establecer contacto con su corazón y su cabeza, una cabeza sumamente amable e inteligente. Y entonces, de nuevo, ningún viaje transcurre como yo había planificado, y me pregunto de vez en cuando de qué soy responsable. En ocasiones es muy positivo, pero no siempre. Entonces me siento mal, al igual que otros muchos que experimentan lo mismo que yo. Porque, cuando hablo de ello con otra gente, sé, afortunadamente, que no soy el único. Educar no es para cobardes. Es para personas que se atrevan a surfear. Es posible que caigan más abajo que sus hijos, pero entonces vuelven a levantarse y avanzan. Viven plenamente la vida, cantan canciones adorables y dedican su corazón a los «pequeños» que aún no conocen toda la vida.

Afectuosamente, de Papa Koen o Diggy Dex.[1]

---

1. NdE: Diggy Dex es un cantautor muy conocido en los Países Bajos.

SER BENÉVOLO CONSIGO MISMO Y CON LOS DEMÁS

Todos deseamos ser felices. Y todos tenemos la capacidad de amar y de sentirnos amados. Sin amor y sin ternura, estamos en peligro, no podemos desarrollarnos ni crecer. Sin amor, nos exponemos a endurecernos y aislarnos...

Podéis desarrollar vuestra capacidad de amar... Esto no significa que tenéis que amar a todo el mundo todo el tiempo. Significa que podéis amar, siempre que sea posible..., de modo que recordaréis que esta capacidad está ahí siempre, que siempre podéis establecer contacto con ella... El amor por sí mismo constituye la base del sentimiento de amor por los demás... Haciendo regularmente esta meditación, os ejercitáis en desearos a vosotros mismos ser felices. Desearse a sí mismo ser feliz no siempre es fácil... No estamos acostumbrados a hacerlo, o lo deseamos con mayor frecuencia a los demás que a nosotros mismos...

Con la ayuda de esta meditación aprendéis a concederos amistad a vosotros mismos. Una amistad incondicional. Aprendéis a amaros, a seguir viendo, con una atención cálida, lo que hay de bueno en vuestro interior. De suerte que podáis también seguir viendo mejor lo que hay de bueno en el otro. Podéis aprender a reconocer, a través de todas las sombras, el poder inmenso del amor; podéis comprenderlo y regresar a él tan a menudo como sea posible.

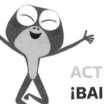

¡BAILEMOS!

De un año y medio a ochenta años

Bailemos. Alguien de la familia ha puesto una música con la que se puede bailar. Música africana, argentina, salsa o una melodía que suscita alegría. La música permite salir de la propia cabeza y sumergirse en el cuerpo. Es maravilloso moverse al compás de la música con toda la familia. Y es sorprendente ver cómo vuestro hijo pequeño empieza a menearse al veros bailar.

La música ayuda a expresar emociones sin recurrir a palabras. Contribuye al desarrollo de las motricidades fina y global, enseña a reconocer los ritmos. Permite sentirse libre de moverse en función de lo que uno sienta espontáneamente.

SE NECESITA UN PUEBLO ENTERO PARA EDUCAR A UN NIÑO

Ya no vivimos en una tribu. Ya no lavamos la ropa en el río todos juntos, sino cada uno en nuestra casa, con una lavadora. A lo largo del tiempo que dura la educación de un hijo, a menudo nos sentimos solos. Una serie de estudios demuestran que los niños se desarrollan mejor cuando crecen en un ámbito más grande que el de la familia. Es formidable cuando el vecino de ochenta años viene a tomar un café y cuenta historias del pasado. Pedir a madres y padres de otra nacionalidad que vengan a comer o ir a comer a su casa también está bien.

Y... es enriquecedor hablar más a menudo de la educación de los hijos, del modo en que podemos dar sentido a su vida, de lo que es difícil y de lo que es muy agradable. Conectaos con otros padres, no por Internet, sino a través de un verdadero contacto físico, que os permita ver los ojos y oír la voz del otro. Compartid vuestro cansancio y osad pedir ayuda a otros padres a vuestro alrededor. Tomad la iniciativa amistosamente, solícitamente, con atención. Estad presentes. Sabed compartir las alegrías y las inquietudes. Se puede tender la ropa elegante fuera, pero también los «trapos sucios». Eso ayuda. Porque descubriréis que muchos padres lidian con las mismas preocupaciones y las mismas preguntas. Criar hijos es una tarea ardua. ¡No es para perdedores! Sobre todo en nuestro tiempo, en el que tantas personas están separadas, solas o quemadas.

Cuidad unos de otros y de los hijos de los demás. Cuando alguien se encuentre solo ante las dificultades y caiga repentinamente enfermo, ayudadle. Organizad con otros cenas de pizza semanales. Juntos, con algunas madres y niños del barrio. Educar con alguien más que la simple familia es una actividad esencial, un compromiso, ¡porque eso significa que participáis en la construcción del mundo!

Si en todo momento
llenáis la vida de vuestros hijos,
ya no les queda espacio para ser ellos mismos.
Si ejercéis constantemente
presión sobre ellos,
se romperán.
Si los cubrís de juguetes,
el gusto de la posesión les estrechará el corazón.
Si les servís al primer signo,
os convertís en su prisionero
en lugar de ser su padre.

WILLIAM MARTIN
Le Tao Te King des parents

9

CUANDO EL CUERPO QUIERE DORMIR, PERO LA CABEZA NO

Regularmente, los padres se encuentran en los momentos más inverosímiles de la noche, descalzos, junto a la cama de un hijo, en lugar de estar bien calentitos en la suya. De nada sirven las canciones ni la leche caliente. También los vecinos se despiertan. Al final, cansados, decís: «Está bien, puedes venir a nuestra cama». Y es precisamente esto lo que puede ser una causa de problemas de sueño. Los problemas no siempre vienen de los niños, sino a veces de vuestra indulgencia, de vuestro agotamiento y, por tanto, del aprendizaje de hábitos de sueño inadecuados. No es intencionado, a menudo lo hacemos inconscientemente, pero somos nosotros quienes lo hacemos…

Cuando trabajáis los dos y además os ocupáis de toda una serie de tareas domésticas, no es fácil adoptar unos rituales de sueño, conseguir mandar a los niños a la cama y hacer que se queden en ella. Es precisamente en el momento en el que deseáis echaros en el sofá…, no hacer nada…, sin lucha…, sin chiquillerías…, cuando todo empieza:

–Jules, ¿vienes? Es la hora de acostarte.

Pero Jules, que tiene casi dos años, dice automáticamente que no:

–Quiero ver la tele un poco más. Es muy guay.

Ya son las seis y cuarto y estoy cansada. No tengo ganas de negociar. He tenido una jornada larga y quiero un poco de tranquilidad.

–De acuerdo, Jules, cinco minutos más. Pongo la alarma y subes sin discutir. ¿Vale?

Pero él ya no me oye. Pongo la alarma en cinco minutos. La película parece tener una sincronización envidiable. Al cabo de cinco minutos exactos, se ha terminado.

Subimos cogidos de la mano. En cada peldaño, tenemos que saltar al siguiente:

—Quiero ver si sabes hacerlo, mamá.

—Sí, sé hacerlo, pero me parece una forma algo cansada de subir.

Y si me imagino que lavarse los dientes se hará sin dificultad, me equivoco. Mi hijo parece contar con un número de argucias sin precedentes para estirar el tiempo. Todo ha salido del armario con objeto de no irse a dormir. Por fin, está en la cama. Leemos un cuento y se le cierran los ojos poco a poco. Yo casi me duermo también… La lamparilla de noche se enciende y pido un deseo. Sería muy agradable si por una vez pudiéramos dormir de un tirón. Murmuro:

—Que duermas bien, Jules —y salgo de la habitación de puntillas.

Aprender a dormir como se aprende a montar en bicicleta

Mis oraciones no surten efecto. Al cabo de diez minutos, oigo gritar: «Mamáááá… Tengo miedo…

¿Puedo ir a vuestra cama?». Me entran ganas de gritar: «Yo también tengo miedo», miedo de no poder tener una noche de sueño decente, miedo de llegar tarde al trabajo, ojerosa. Pero grito que voy enseguida. Acabo de seguir un curso de paternidad. Es la primera noche. Subo. Me instalo en la silla de la habitación... y aplico paso a paso el método «Aprender a dormir como se aprende a montar en bicicleta».

Primera noche: calma antes de acostarse y un ritmo definido para el ritual del sueño

Un buen comienzo ya es la mitad del trabajo. El momento definido para irse a la cama, para lavarse la cara, las manos y los dientes, y ponerse el pijama, no se debe modificar ni atrasar. Estoy muy resuelta. Ya no hay lugar para discutir, sino para despedirse del día: que duermas bien, osito; buenas noches, luz; adiós, dulce luna. Para terminar el día, le mezo unos minutos, como un bebé, entre mis brazos. Pregunta: «Mmm... ¿otra vez?». Una más y basta. Su cuerpo se relaja. Lo noto. Está cansado. Luego, una nana y un cuento. Jules elige entre tres libros... Y entonces... la lámpara se apaga y la lamparilla de noche se enciende. Me siento junto a la cama, me relajo y le digo que me quedo a su lado hasta que se duerma. No se puede levantar. Respiro... Monto guardia... Le doy seguridad. «Está oscuro, mamá. ¿Puedes encender la lámpara grande? Tengo miedo.» Murmuro un

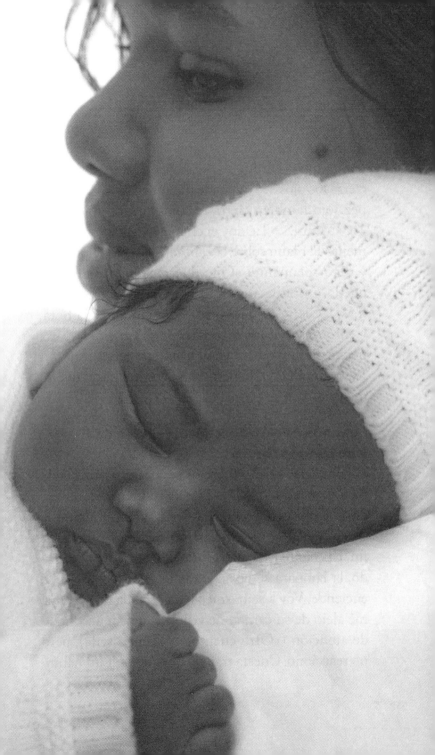

«Mmm…», digo algo sobre el hecho de que todos los niños duermen ahora para poder jugar mucho mañana… Él cierra los ojos. «Mamá, oigo algo.» Emito otro «Mmm…». «Estoy a tu lado, cariño, tú cierra los ojos… No puede pasar nada.» «Mamá, ¿el pez rojo también cierra los ojos cuando duerme?» Yo: «Mmm…» Le doy el chupete, le pongo un momento la mano sobre la cabeza, le acerco el peluche y digo solamente: «Que duermas bien, Jules, me quedo un ratito más a tu lado hasta que te duermas… Cierra los ojos». Esto dura una media hora, y entonces se duerme. Se despierta varias veces esa noche, llora y quiere venir a nuestra cama. Subo… Le tranquilizo… Espero un poco más hasta que se duerme… en su propia cama.

Segunda noche: descanso, regularidad y no levantarse más

El ritual no se modifica ni se atrasa. Esto queda bien demostrado. Mi presencia resulta tranquilizadora. Como consecuencia de la sucesión definida de actividades, no es cuestión de una historia sin fin. El cuento está leído, los peluches se han mimado, la lámpara se apaga, la lamparilla de noche se enciende. Voy a sentarme algo apartada de la cama, me alejo de su campo de visión. Oigo su necesidad de atención («Otro cuento» o «Tengo sed»), pero no reacciono. Cuesta trabajo desaprender un hábito arraigado. Cuesta trabajo para un niño aprender a dormir en su propia cama cuando sus padres ceden siempre a sus lloros y gritos diciendo: «Está bien, de acuerdo, ven». Pero estoy muy resuelta. Salgo del cuarto e inicio la meditación «Que duermas bien». Bajo, la puerta se queda abierta. Esto dura veinte minutos. Le oigo llorar de vez en cuando, llamar…, y tengo ganas de volver a subir, pero me percato de que, para aprender a montar en bicicleta, hay que soltar al niño de vez en cuando para que sienta que puede hacerlo solo. Me quedo por ahí cerca y me distraigo ocupándome de algunas tareas que hay que hacer.

Tercera noche: «Dentro de dos minutos, vendré a verte otra vez»

A estas alturas, el ritual de acostarse es obvio. Jules conoce el orden de las secuencias y ya no discute el momento de irse a la cama. Después de un cuento y algo de charla sobre el día que ha terminado, inicio la meditación «Que duermas bien» y salgo tranquilamente de la habitación… Me quedo cerca un ratito… Al cabo de tres minutos, voy a echar una ojeada: ya duerme.

En dos semanas, Jules ha aprendido a dormirse. Ha aprendido a dormirse de forma autónoma, como se aprende a montar en bicicleta… Primero, en un sillín delante conmigo. Después, en una bicicleta con ruedecillas. ¡Sabe hacerlo! ¡Sabe hacerlo solo!

De vez en cuando, todavía se despierta debido a algo que le da miedo. En estos casos, a menudo basta con una caricia en la cabeza y la lamparilla de noche encendida.

No existe ningún niño parecido a otro, y en ocasiones hay que modificar alguna cosa del ritual del sueño, porque «sentís» cada vez mejor qué necesita. Algunos niños hiperactivos tienen necesidad de un ritual bien definido y nada de excepciones ni discusiones. Con los que son tranquilos, podemos permitirnos algo más de variaciones. Y si el sueño sigue siendo un problema, hay que ir a consultar a un médico para ver si hay alguna causa física.

Numerosos estudios demuestran que por debajo de los cinco años, uno de cada cuatro niños padece un problema de sueño. Cientos de correos electrónicos que he recibido de padres indican que los pequeños se duermen en el transcurso de la meditación «Que duermas bien». ¿Ya ha descubierto vuestro hijo el secreto del Animalito Durmiente? Jean, de dos años, lo pide todas las noches y a veces se duerme antes de que termine la historia. Ha descubierto el secreto.

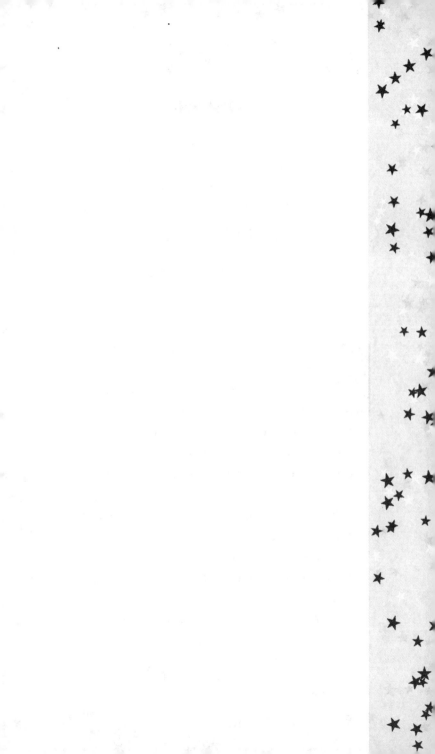

EL SECRETO DEL ANIMALITO DURMIENTE

A partir de dos años

En una cabaña, en la copa de un árbol, vive un animalito.

Hay otros muchos animales en el bosque, pero como él es pequeño y siempre quiere dormir, le llaman el Animalito Durmiente.

Ya cae la tarde. Las estrellas y la luna buscan su sitio en el cielo. Y el sol se va poniendo despacio. ¡Puf! De repente, ya no se ve.

El bosque se queda silencioso, muy silencioso... Pronto todos los animales dormirán. El Animalito Durmiente bosteza... Hace un gran bostezo... «¡Uaaaah!» Pero todavía no duerme. Escribe una carta.... una carta secreta...

–¿Para quién es esta carta? –pregunta el búho.

–Oh, es una carta para todos los niños del mundo –dice el Animalito Durmiente.

–¿Todos los niños del mundo? –repite el búho–. ¿Qué les escribes a todos los niños del mundo?

El Animalito Durmiente apenas puede mantener los ojos abiertos. Contesta con un gran bostezo:

–¡Uaaaah! Les digo que, para dormir, se empieza siempre bostezando... y que... Uaaaah, oooh... Tengo tantas ganas de dormir... Casi no puedo mantenerme despierto...

Se frota suavemente los ojos y vuelve a bostezar varias veces:

–¡Uaaaah! ¡Uaaaah!

Llega el erizo. Como el búho, no puede dormir por la noche. Pregunta:

–¿Y entonces...? ¿Qué pasa después de todos estos bostezos?

–¡Uaaaah! –bosteza el Animalito Durmiente. Y bosteza de nuevo–. ¡Uaaaah!

Pero, ¡puf!, ¡ya está! Después de un bostezo muy largo, el Animalito Durmiente cae en un sueño profundo...

Sueña con niños pequeños que bostezan... y que dormirán bien. Sueña con niños pequeños que bostezan... Sueña con sus juguetes, con sus juegos preferidos y con sus amigos, los animales. Y con el secreto para dormir bien...

Chsss..., es la noche...

Que duermas bien...

MEDITACIÓN PARA LOS NIÑOS
PARA DORMIRSE
A partir de dos a tres años

Dormir es algo especial: a veces, los niños han jugado mucho y están cansados. Otras veces, no tienen ganas de dormir. O bien, como me decía mi hija, su cuerpo está cansado pero su cabeza no.

He aquí un momentito de pausa que les podrá ayudar a dormirse. Puede ser útil escuchar primero *El secreto del Animalito Durmiente* y después esta pequeña meditación. O solo una de las dos grabaciones. Es muy eficaz.

10

EL JARDÍN DE LAS ALMAS

«¿Qué querrás ser?»,
me preguntó la maestra.
Yo estaba en primer grado.
La miraba
sin saber qué contestar.
Creía que ya era algo.

Toon Hermans[1]

---

1. Humorista, cantante y poeta holandés.

Tenéis menos influencia de la que creéis

Son muchos los factores que entran en juego en la crianza infantil. Alrededor del niño, todo el mundo ejerce una influencia en su desarrollo. Como padres, queréis lo mejor para él, pero existen muchas circunstancias sobre las que no tenéis control. El desarrollo de un niño es el resultado de sus aptitudes, de la educación y de un número enorme de experiencias ocasionales.

Si educáis a vuestros hijos relativizando la idea de que sois responsables de su «fracaso» o de su «éxito», estáis más relajados y dejáis de culpabilizaros sobre lo que tal vez ha ido mal. Entonces tienen más espacio para crecer hasta la edad adulta, que alcanzarán pase lo que pase. Los hijos no siempre son los que os escuchan mejor, pero son unos expertos en reproducir vuestro comportamiento.

Los niños son un pueblo aparte

Los niños son un pueblo aparte. Quizá incluso el pueblo más curioso del planeta. Vienen al mundo con un jardín interior, un «jardín del alma» único, muy suyo, en el que ya hay toda clase de cosas construidas y terminadas. Es un jardín que puede ser muy distinto al vuestro. Con unas flores de colores, unos

matorrales particulares y unos arbustos bien enrai-
zados que no habíais visto nunca antes. Y, como en
todos los jardines, aquí y allá crecen hierbajos.

Siendo curiosos y mirando sin prejuicios, con
asombro, el jardín interior de vuestros hijos, descubrís todo lo que hay en él: delicadeza, fuerza, aguas
tranquilas o corrientes rápidas. Cuando las «cepas»
son robustas, los caracteres son bien visibles. Las
ramas jóvenes dejan vislumbrar flexibilidad y un cre-
cimiento vigoroso. Autoridad, ira, aptitudes sociales,
amabilidad, impaciencia o dificultad de contacto:
todo eso echa raíces en la constitución del niño.

¿A qué se parecería el jardín del alma de vuestro
hijo si vosotros fuerais sus diseñadores? ¿Y a qué
se parece vuestro propio jardín? ¿Dónde están los
senderos mediante los cuales enlazáis los jardines?
Manteniendo cuidadosamente estos espacios, podéis ver aquello que hay que cortar de vez en cuando,
a fin de dejar más sitio al sol o porque las plantas
crecen demasiado de un lado. Aprendiendo a conoceros como «jardineros», descubrís adónde os gusta
ir y adónde no os gusta ir. ¿Qué partes del jardín se
os antojan «difíciles de mantener», y qué ayuda os
gustaría recibir para eso?

La tarea del progenitor no es modificar la constitución del jardín del hijo, ni plantar en él sus propias plantas y flores. No debéis transformarlo. Solo

tenéis que dar al jardín del niño suficiente luz, amor y agua. Amor, y la confianza que crecerá y florecerá por sí misma. Atención y amor: es con eso que todos los jardines y todos los jardineros se vuelven agradables y alegres.

La aceptación benévola de la imperfección

La conocéis y regresa periódicamente, aquella sensación sorda de no hacerlo bien. Dudas sobre vosotros mismos que se intensifican a la vista del jardín del otro, siempre más verde que el vuestro. La vecina de enfrente que imagina siempre las historias más bonitas. Las supermamás que solo hacen cosas responsables y juegos inteligentes con sus hijos, y que son siempre coherentes. «¿Vuestros hijos no comen verdura? En mi casa, comen de todo y se van a la cama sin problemas. Es maravilloso no tener que decir las cosas más de una vez.»

No es fácil atreverse a ser vulnerable y permitir a vuestros hijos serlo también. No tener que «hacerlo todo bien» es una bendición, un alivio en esta época en la que la sociedad nos exige tanto, y nosotros nos exigimos tanto también a nosotros mismos. Con demasiada frecuencia, nos comparamos con los demás y nos evaluamos según el patrón de «lo que debería ser». No es fácil experimentar la sensación de que no es suficiente o la angustia de no ser amable o lo bastante amable…

Tener hijos no siempre significa divertirse. A menudo es difícil y a veces un verdadero shock. Olvidad todo lo que creéis saber sobre aquellas maravillosas madres y aquellos padres sumamente previsores. Vivid vuestra vida, amad y confiad en vuestro corazón y en vuestro sentido común. Tomaos tiempo… Deteneos de vez en cuando… Observad… lo que se desarrolla ante vuestros propios ojos. Y sonreíd a todos esos imperativos que os imponéis. «No pasa nada. Esto no tiene que ser necesariamente perfecto… No tengo que ser el mejor…» Todo el mundo alberga incertidumbres… Detenerse un momento… Observar y comprender lo que ocurre en vuestro interior, todo empieza ahí… Y… no hay final… ¡Tan solo ahora!

No tenéis que hacer felices a vuestros hijos.

Ya lo son, simplemente porque vosotros estáis ahí.

Os deseo buena suerte.

Y mucho éxito con los ejercicios y las pequeñas historias.

Para que vuestros hijos y vosotros podáis estar aún más atentos a este mundo.

Para que vuestros hijos puedan confiar en vosotros y vosotros podáis aprovechar plenamente lo que es.

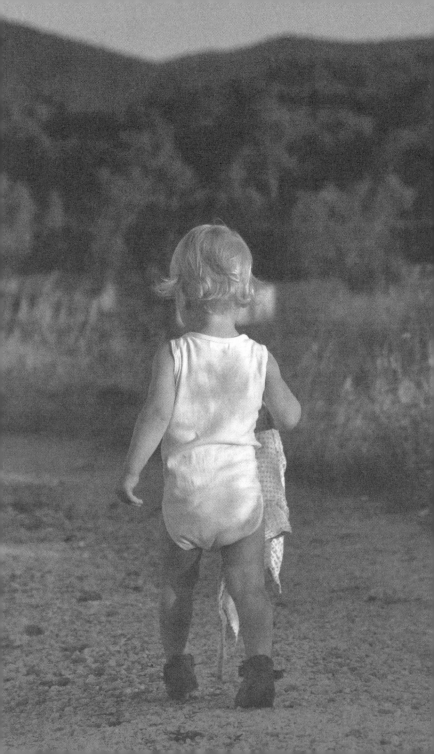

AGRADECIMIENTOS

Todos los días tengo cientos de razones para estar agradecida, pero, por la redacción y publicación de esta obra, quiero nombrar a aquellas y aquellos a quienes doy las gracias especialmente por su cálida implicación.

En primer lugar, mis hijos y nietos, que son una fuente inagotable de inspiración. Igualmente, mi marido Henk, que lee todo cuanto escribo y lo comenta con su dulce sabiduría, su experiencia pedagógica y su mirada de investigador. En todo momento, me acompaña en mi reflexión. Me da siempre la libertad de retirarme a mi despacho durante meses para escribir. También durante nuestras vacaciones. En cualquier momento del día o la noche, puedo hacerle partícipe de mis ideas. Sin él, este libro no existiría.

Siento mucha gratitud por todos los padres e hijos con los que he estado en contacto a lo largo de mi vida. En la calle, en el supermercado y durante las numerosas formaciones en plena consciencia, sus preguntas, relatos y experiencias con hijos pequeños me han incitado a escribir este libro y a deleitarme en ello.

Doy las gracias también a los amigos del formidable grupo de formadores y al personal administrativo de la Academia Holandesa para la Enseñanza de la Atención Plena: Peggy Carlier, Mark Hansen, Astrid Hollander e Ingrid Kroeze. Me suplicaron hasta el punto de que encontré disponibilidad para seguir escribiendo. Han leído a sus hijos las historias de este libro y me han dado una valiosa orientación. ¡Sois los mejores!

Mi amiga Yolanda Derksen, que trabaja en una guardería, es una lectora fiel de mis originales. Siempre dice con un suspiro: «¡Ojalá hubiese tenido este libro cuando mis hijos eran pequeños!».

Agradezco de corazón a Jacques Van Rillaer, profesor emérito de psicología, por su buena traducción al francés de mis libros. Nadie habría traducido con mayor sensibilidad el lenguaje de los niños y las expresiones lúdicas sin equivalente en francés.

Doy las gracias a Julie Foldenyi, de Shared Stories, por su entusiasmo y su comunicación meticulosa, tanto conmigo como con editores de todo el mundo, y por publicar mis libros en más de treinta y ocho países.

Viene a continuación Les Arènes, mi editorial francesa preferida, que se adelanta a todo. Todos trabajan en cuerpo y alma por los libros que editan. Las ideas nuevas se suceden, formidables. No he conocido nunca tanta profesionalidad, creatividad, valentía y amor por los autores y sus obras, ¡con lo que han formado un equipo!

Quiero dar las gracias especialmente a Catherine Meyer por su ayuda infatigable, su entusiasmo y su amistad. Y también a Marc Boutavant, el incomparable ilustrador que, con su talento, ha dado a la rana y sus amigos su expresión única, de modo que niños de todo el mundo pueden acogerlos dentro de su corazón. La rana se ha vuelto así, para los pequeños, ¡el símbolo de la atención afectuosa a sí mismos y a los demás! Doy las gracias a todo el equipo de Les Arènes por su confianza renovada.

Por último, gracias a mis lectores y a sus hijos. «Hacer la rana» se ha convertido en una expresión utilizada a menudo y muy extendida en la práctica de la plena consciencia en el seno de la familia y en la escuela.

LIBROS INSPIRADORES PARA LOS PADRES

André, Christophe. *Méditer, jour après jour: 25 leçons pour vivre en pleine conscience* (con CD). L'Iconoclaste, 2011. [Versión en castellano: *Meditar día a día: 25 lecciones para vivir con mindfulness* (con audios). Barcelona: Editorial Kairós, 2012.]

Faber, Adele, y Elaine Mazlish *Parler pour que les enfants écoutent, écouter pour que les enfants parlent.* Aux Éditions du Phare, 2012. [Versión en castellano: *Cómo hablar para que sus hijos le escuchen y escuchar para que sus hijos le hablen.* Barcelona: Ediciones Omega, 2013.]

Gueguen, Catherine. *Pour une enfance heureuse. Repenser l'éducation à la lumière des dernières découvertes sur le cerveau.* Pocket, 2015.

Jové, Rosa. *Dormir sans larmes. Les découvertes de la science du sommeil de 0 à 6 ans.* Les Arènes, 2017. [Versión en castellano: *Dormir sin lágrimas: dejarle llorar no es la solución.* Madrid: La Esfera de los Libros, 2006.]

Kabat-Zinn, Myla, y Jon Kabat-Zinn *Être parent en pleine consciente*. Les Arènes, 2019. [Versión en castellano: *Padres conscientes, hijos felices*. Madrid: Editorial Faro, 2012.]

Neff, Kristin. *S'aimer: Comment se réconcilier avec soi-même*. Belfond, 2013. [Versión en castellano: *Sé amable contigo mismo: el arte de la compasión hacia uno mismo*. Barcelona: Ediciones Paidós Ibérica, 2016.]

Siegel, Daniel. *Le Cerveau de votre enfant*. Les Arènes, 2015. [Versión en castellano: *El cerebro del niño: 12 estategias revolucionarias para cultivar la mente en desarrollo de tu hijo*. Barcelona: Alba Editorial, 2012.]

—. *La Discipline sans drame. Calmer les crises et aider votre enfant à grandir*. Les Arènes, 2016. [Versión en castellano: *La disciplina sin lágrimas*. Barcelona: Ediciones B, 2015.]

—. *Le Cerveau qui dit oui. Comment développer courage, curiosité et résilience chez votre enfant?* Les Arènes, 2019. [*El cerebro afirmativo del niño: ayuda a tu hijo a ser más resiliente, autónomo y creativo*. Barcelona: Ediciones B, 2018.]

Van Reybrouck, David, y Thomas d'Ansembourg *La paix ça s'apprend! Guérir de la violence et du terrorisme*. Actes Sud, 2016. [*La paz se aprende*. Barcelona: Arpa Editores, 2017.]

LA AUTORA

Eline Snel
Fundadora y directora
internacional de AMT
(Academia para
la Enseñanza
de la Atención Plena)

J unto a mi práctica de terapeuta, empecé, hace más de treinta años (a partir de 1980), a desarrollar e impartir todas las semanas una formación de plena consciencia y meditación para adultos. Curiosa, atenta, abierta, buscando lo esencial de las cosas, no me fijo demasiado en los resultados. Lo que me interesa es el bienestar, y cómo estar presente con una atención plena.

En 2004, varios directores de escuela me pidieron que desarrollara un método de plena consciencia para los niños. En aquella época, esto no existía y no había documentación sobre el tema. Y, sin embargo, parecía algo muy necesario en todas partes y en todas las culturas. Me hicieron esta petición en un período de profunda transformación personal. Conectada con el alma infantil, desarrollé para todos los niños (a partir de cuatro años) y los jóvenes (de 12 a 21 años) el Método Eline Snel.

El siguiente reto fue crear una buena formación para profesionales, una formación que no se hiciera solo a nivel cerebral y se centrara en un objetivo, sino que estuviese arraigada en una sabiduría y una compasión ancestrales, combinada con nuevas perspectivas, investigaciones sobre el cerebro y una larga experiencia. Esa formación debía permitir no solo dar lecciones de plena consciencia a los niños, sino también asignar un lugar central a la experiencia personal de la meditación y la compasión, y hacer florecer lo mejor que hay en uno mismo. La Academia para la Enseñanza de la Atención Plena (AMT) nació en 2008. Actualmente, doce años más tarde, está considerada como uno de los mejores institutos para la formación en plena consciencia de los niños, el personal docente y los padres y madres. El triángulo perfecto. El método está científicamente validado y ha demostrado su utilidad para la enseñanza.

Nuestro equipo de formación, la secretaría y la tienda en línea no solo garantizan la calidad de los contenidos y la implicación personal: ¡somos lo que hacemos! Y esto puede marcar la diferencia.

Además de tres manuales destinados a los formadores, he desarrollado aplicaciones para los niños en varias lenguas (*Calme et attentif*, así como un programa *Kids* para la aplicación *Mind*), un cuaderno de actividades para niños (*Tranquilos y atentos, Tu guía práctica de serenidad*) y *La Grenouille volante* (proyecto para Air France). También he creado un programa para la plena consciencia destinado a las personas que siguen una formación de ocho semanas.

Para los padres y los profesionales, he escrito *Tranquilos y atentos como una rana* y *Respirad*. Se han vendido más de un millón de ejemplares en todo el mundo de todos los libros de Eline juntos.

Si queréis información sobre las formaciones y los talleres en distintos países, podéis consultar: www.elinesnel.com.

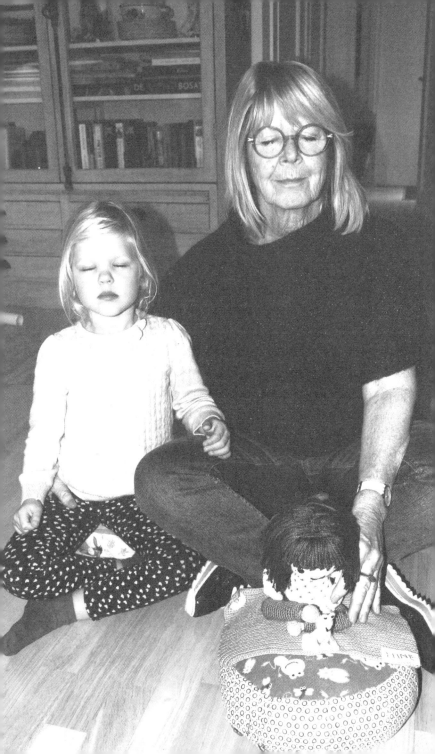

MEDITACIONES PARA ESCUCHAR

Para escuchar en un teléfono inteligente o una tableta.

Para descargar los ejercicios destinados a los niños, basta con escanear el código de abajo QR desde un móvil o copiar el URL siguiente en la barra de vuestro navegador: Álbum completo: https://www.letraskairos.com/el-despertar-de-la-ranita

Las pistas pueden escucharse por medio de este código QR.

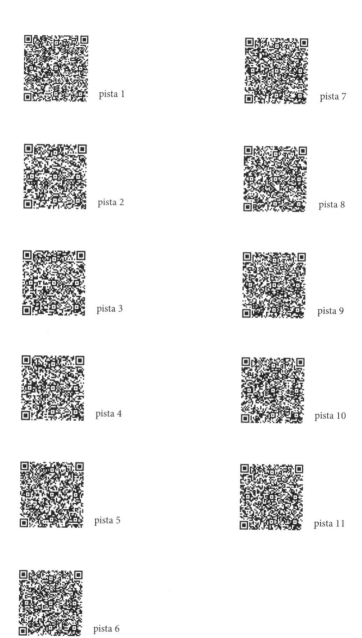

pista 1

pista 7

pista 2

pista 8

pista 3

pista 9

pista 4

pista 10

pista 5

pista 11

pista 6

8 CONSEJOS PARA MEDITAR

1. No necesitáis nada más que estar presentes y atentos para meditar.

2. No necesitáis ningún material especial; es suficiente con tener ropa cómoda, un cojín o una silla.

3. Cualquier momento puede ser el «mejor momento» para buscar la calma y la paz.

4. Dejaos guiar por las meditaciones que vais a descargar: contienen una breve introducción y un ejercicio de plena consciencia muy sencillo.

5. No se trata de alcanzar ni perder nada: lo importante es establecer contacto con vuestra experiencia.

6. Como en todo entrenamiento, cuanto más se practican los ejercicios y más se prolongan en el tiempo, más perceptibles son los efectos.

7. Se puede meditar todo el día: tomando una ducha, lavándose los dientes o caminando por la calle con plena consciencia, sin precipitarse, estando atentos a cada sensación.

8. A los pequeños les gusta mucho estar con vosotros cuando meditáis. Sobre vuestras rodillas o al lado. Sienten la calma que emana de vosotros. A partir de cuatro o cinco años, pueden meditar ellos solos (con la ayuda del libro *Tranquilos y atentos como una rana*).